全国中等医药卫生职业教育"十二五"规划教材

中职医学生就业指导

（供护理、助产、药剂、医学检验技术、口腔修复工艺等专业用）

主　编　吴　昊（大同市卫生学校）
　　　　刘忠立（山东省青岛卫生学校）
副主编　张晓芳（哈尔滨市卫生学校）
　　　　林霞云（无锡卫生高等职业技术学校）
编　委　（以姓氏笔画为序）
　　　　王淑侠（西安交通大学医学院附设卫生学校）
　　　　孙　平（山东省青岛卫生学校）
　　　　牟临阳（哈尔滨市卫生学校）
　　　　李　韵（无锡卫生高等职业技术学校）
　　　　钟伟华（江苏省镇江卫生学校）
　　　　崔爱华（大同市卫生学校）
　　　　鲍玉华（黑龙江省牡丹江市卫生学校）

中国中医药出版社
·北　京·

图书在版编目（CIP）数据

中职医学生就业指导/吴昊，刘忠立主编 . —北京：中国中医药
出版社，2013.8
全国中等医药卫生职业教育"十二五"规划教材
ISBN 978 - 7 - 5132 - 1523 - 7

Ⅰ . ①中… Ⅱ . ①吴…②刘… Ⅲ . ①职业选择 - 中等专业学校 - 教材
Ⅳ . ①G717. 38

中国版本图书馆 CIP 数据核字（2013）第 133586 号

中 国 中 医 药 出 版 社 出 版
北京市朝阳区北三环东路 28 号易亨大厦 16 层
邮政编码　100013
传真　010 64405750
三河市双峰印刷装订厂印刷
各地新华书店经销

*

开本 787×1092　1/16　印张 8.75　字数 190 千字
2013 年 8 月第 1 版　2013 年 8 月第 1 次印刷
书　号　ISBN 978 - 7 - 5132 - 1523 - 7

*

定价　20.00 元
网址　www.cptcm.com

全国中等医药卫生职业教育"十二五"规划教材
专家指导委员会

前　言

"全国中等医药卫生职业教育'十二五'规划教材"由中国职业技术教育学会教材工作委员会中等医药卫生职业教育教材建设研究会组织，全国120余所高等和中等医药卫生院校及相关医院、医药企业联合编写，中国中医药出版社出版。主要供全国中等医药卫生职业学校护理、助产、药剂、医学检验技术、口腔修复工艺专业使用。

《国家中长期教育改革和发展规划纲要（2010－2020年）》中明确提出，要大力发展职业教育，并将职业教育纳入经济社会发展和产业发展规划，使之成为推动经济发展、促进就业、改善民生、解决"三农"问题的重要途径。中等职业教育旨在满足社会对高素质劳动者和技能型人才的需求，其教材是教学的依据，在人才培养上具有举足轻重的作用。为了更好地适应我国医药卫生体制改革，适应中等医药卫生职业教育的教学发展和需求，体现国家对中等职业教育的最新教学要求，突出中等医药卫生职业教育的特色，中国职业技术教育学会教材工作委员会中等医药卫生职业教育教材建设研究会精心组织并完成了系列教材的建设工作。

本系列教材采用了"政府指导、学会主办、院校联办、出版社协办"的建设机制。2011年，在教育部宏观指导下，成立了中国职业技术教育学会教材工作委员会中等医药卫生职业教育教材建设研究会，将办公室设在中国中医药出版社，于同年即开展了系列规划教材的规划、组织工作。通过广泛调研、全国范围内主编遴选，历时近2年的时间，经过主编会议、全体编委会议、定稿会议，在700多位编者的共同努力下，完成了5个专业61本规划教材的编写工作。

本系列教材具有以下特点：

1. 以学生为中心，强调以就业为导向、以能力为本位、以岗位需求为标准的原则，按照技能型、服务型高素质劳动者的培养目标进行编写，体现"工学结合"的人才培养模式。

2. 教材内容充分体现中等医药卫生职业教育的特色，以教育部新的教学指导意见为纲领，注重针对性、适用性以及实用性，贴近学生、贴近岗位、贴近社会，符合中职教学实际。

3. 强化质量意识、精品意识，从教材内容结构、知识点、规范化、标准化、编写技巧、语言文字等方面加以改革，具备"精品教材"特质。

4. 教材内容与教学大纲一致，教材内容涵盖资格考试全部内容及所有考试要求的知识点，注重满足学生获得"双证书"及相关工作岗位需求，以利于学生就业，突出中等医药卫生职业教育的要求。

5. 创新教材呈现形式，图文并茂，版式设计新颖、活泼，符合中职学生认知规律及特点，以利于增强学习兴趣。

6. 配有相应的教学大纲，指导教与学，相关内容可在中国中医药出版社网站

（www. cptcm. com）上进行下载。本系列教材在编写过程中得到了教育部、中国职业技术教育学会教材工作委员会有关领导以及各院校的大力支持和高度关注，我们衷心希望本系列规划教材能在相关课程的教学中发挥积极的作用，通过教学实践的检验不断改进和完善。敬请各教学单位、教学人员以及广大学生多提宝贵意见，以便再版时予以修正，使教材质量不断提升。

中等医药卫生职业教育教材建设研究会

中国中医药出版社

2013 年 7 月

编写说明

《中职医学生就业指导》是根据《全国中等职业教育教学改革创新工作会议》的精神，为适应我国中等医药卫生职业教育发展的需要而编写的"十二五"规划教材。本课程以邓小平理论和"三个代表"重要思想为指导，深入贯彻落实科学发展观，对学生进行职业道德教育和职业生涯教育。其任务是提高学生的职业道德素质，引导学生科学地进行职业生涯规划，并以此规范和调整自己的行为，从而实现顺利就业。

为了全面落实国家教育相关文件精神，以服务人才培养为目标，本教材以学生为主体，以就业为导向，以职业道德、职业能力作为考核指标，反映职业岗位的变化，注重敬业精神、合作能力等素质的培养，努力做到"教、学、做"合一，理论和实践一体化，以培养技能型、服务型高素质的劳动者为编写宗旨。内容涵盖了医学生职业资格的取得、医药工作者职业道德的基本内容、医学生职业道德行为养成的方法和途径、职业生涯规划的基础知识和常用方法、医学生就业与创业需做的准备、医学生就业协议的签订等，知识全面，实用性强，适合中等职业卫生学校护理、助产、药剂、医学检验技术、口腔修复工艺等专业学生选用。

教材特点：①全书坚持主导性与主体性结合，结构合理，举例恰当，以任务、活动、案例突显学生主体性的发挥，以实际案例加强学生职业道德的培养，以实践任务、活动提升学生职业能力。②教材内容符合中职生的认知程度和接受能力，体现了岗位需求，对接职业标准，实践环节到位，坚持科学性与先进性结合，融入了新知识、新方法。③采用新颖的教材呈现形式，各章节包括"学习目标""案例""知识链接""课堂互动"等内容，坚持可读性与趣味性相结合。

教材的编写采用分工合作的方式，所有内容经编委会反复讨论确定后，分工编写。其中刘忠立、孙平编写第一章，崔爱华编写第二章，张晓芳、牟临阳编写第三章，林霞云、李韵编写第四章，王淑侠、鲍玉华编写第五章，钟伟华编写第六章。各章均经过编委的互审及主编的终审，力求尽可能减少疏漏和错误。

由于编者的水平和时间有限，疏漏和错误在所难免，敬请使用本教材的广大师生、读者及各界同仁不吝指正。

《中职医学生就业指导》编委会

2013 年 4 月

目　　录

第一章　职业与职业道德

学习目标

①了解职业、专业的内涵及两者的相互关系。
②了解医学生所学专业对应的职业群。
③掌握职业资格与职业生涯规划的关系。
④理解职业道德的基本内容和作用。
⑤掌握医学生职业道德行为养成的方法。

第一节　职业与职业演变

一、职业的内涵

课堂互动

想想你的一天中与哪些人打过交道，他们从事何种职业，为人们提供了哪些服务？

社会中的任何人都离不开各行各业的从业人员，职业就像一张网，把人与人连接起来。我们上的是职业学校，接受的是职业教育，那么到底什么是职业，它对我们有什么意义呢？所谓职业，简而言之就是个人在社会中所从事的作为主要生活来源的工作。职业具有丰富的内涵，对人生和社会发展都有重要的意义。

（一）职业是我们生存的基础

我们在职业活动中为社会、为他人工作，因而获得稳定收入。职业活动是我们在社会中生存，获取物质生活条件的途径。人们从事某一职业最原始的动机就是获得经济收入，没有职业，我们拿什么养活自己？作为一名中职生，作为一个渴望独立、追求个性的年轻人，我们渴望用自己的双手实现经济上的独立，希望自己能养家糊口，孝敬父母。那么，我们就要以辛勤劳动为荣，以好逸恶劳为耻，以自食其力为荣，以"啃老""傍老"为耻。现在努力学习，掌握一技之长，就是为将来独立生活打下坚实的基础。

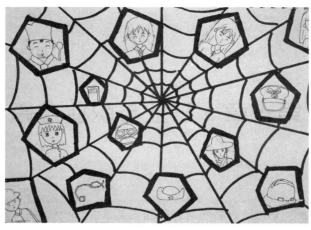

职业网

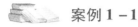 案例 1-1

上海 24 岁的张涛自从高中毕业后，打过几次散工，但都以太辛苦、工资少为由放弃了。如今他在家赋闲，今天向父母要 20 元，明天向父母要 50 元。他就靠这些"零花钱"，打麻将，上网吧，睡懒觉，日子过得很轻松，并乐此不疲。张涛年迈的父母满心抱怨，却不得不从微薄的工资中分出几百元给儿子。近年来，一些像张涛这样低学历、少技能的青年人面临就业困难。他们从小娇生惯养，就业时高不成低不就，挑三拣四，又不能吃苦耐劳，最后干脆待在家里不去工作，继续靠父母养活。这些"啃老族"不仅给父母带来经济负担，更带来精神上的压力。

1985 年出生的年轻人阮浩大学毕业后屡次考公务员均未通过面试。在家赋闲 1 年后，他不忍心让父母劳累，不愿依靠父母生活，决定收废品养活自己。在这个过程中，阮浩结识了同龄的郭将，二人共同创业。他们了解到收废品这一行业目前档次低，规模小，但有相当的发展前景，于是决定把这项工作不仅当成暂时养家糊口的职业，而且当做事业用心经营。短短几年，这两个年轻人以其高素质和不怕脏不怕累、吃苦耐劳的精神，赢得了多家企业的信任，成为他们的长期客户。目前他们公司的资产已近百万。

同样是年轻人，张涛与阮浩和郭将对待职业的态度上有什么不同？通过上述案例谈谈你对职业的看法。

（二）职业是我们发展的平台

职业不仅是谋生的手段，还可以提升自我，完善自我，实现人生价值。所谓"三百六十行，行行出状元"，职业为我们实现远大理想搭建了发展的平台。"微生物学之父"——法国的路易斯·巴斯德曾说过："立志、工作、成功，是人类活动的三大要素。立志是事业的大门，工作是登堂入室的旅程，这旅程的尽头就是成功在等待着，来庆祝你努力的结果。"因此，只要立足岗位，脚踏实地，刻苦好学，无论从事什么职业，都把它当成毕生追求的事业，这样我们中职生也能成为行业精英、岗位模范和成功人士。

 名言点击

> 职业，我需要，因为我要生活；事业，我热爱，我愿为它付出一切。
>
> ——纪连海

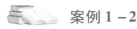 **案例 1－2**

职业的坚守

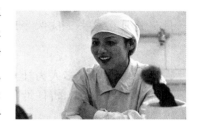

坚守麻风病人的潘美儿

1996 年潘美儿从湖州卫校毕业，20 岁的她被分配到浙江省皮肤病防治研究所一个在大山深处专门收治麻风病人的住院部。麻风病是一种慢性传染病，致残率很高，晚期病人手脚畸形、鼻塌眼瞎、面目狰狞，自古以来，患此病的病人饱受歧视。虽然在学校中学习过相关麻风病的知识，但初见患者的那一刻，潘美儿还是呆住了：大多数病人肢体残疾，有的面目变形，有的皮肤溃烂……

年轻的潘美儿面临抉择：是离开，还是留下来坚守？

如果只是为了谋取一个工作岗位，她完全可以选择离开。但潘美儿没有这么做，她选择追求自己更大的人生价值，毅然决然地留了下来，去帮助这些更加需要帮助的特殊患者。

为了自己的选择，潘美儿刻苦钻研业务。尽管只有中专学历，但她已经在国内外权威杂志上发表了多篇论文。她特别注意病人的心理健康，闲暇时，常与病人们聊聊家常，从心底里把麻风病人当成亲人看待。潘美儿还主动申请到最危险的现症病区工作。有位麻风病人全身多处溃烂，手脚痛得厉害，整天在床上呻吟。潘美儿每天为她擦洗全身，清洗伤口，滴眼药水。在潘美儿的照顾下，病人度过了最危险的反应期。

付出总会有回报。2009 年，年轻的潘美儿获得了国际护理界的最高荣誉——第 42 届南丁格尔奖的金质奖章。

小组讨论：作为护士的潘美儿，她通过职业获得了什么？

（三）职业与社会发展密切相关

职业生活是人类社会生活的一个重要方面，是社会物质生产、精神生产借以实现的基本形式，是社会经济发展、政治进步、文化繁荣、社会和谐、生态文明的推动力，也是人类家庭生活、社会生活不断进步的基础。一方面，职业离不开社会。首先职业的出现本身就是社会分工的产物；其次社会的发展导致职业的变化；再次职业的状况与经济、社会的发展水平密切相关。另一方面，社会也离不开职业。社会就像一部精密的机器，每种职业都是不可缺少的零部件，只有各种职业的从业者协调活动，社会这部机器才能正常运转。

二、职业的特点

 课堂互动

很多同学都有勤工俭学或做志愿者的经历。利用假期去餐厅打工，到商场做促销员，或去医院做导医志愿者，这些是不是职业？

在生活中，有很多人为社会、为他人付出劳动，但并不是所有的劳动或工作都是职业。职业具有稳定性、责任性、专业技术性、时代性的特点。

（一）稳定性

从事具有一定持续性的工作，获得稳定的收入，并以此作为主要生活来源，这样的工作才是职业。朝三暮四，频繁转换工作，收入也忽高忽低，不算有职业，临时性的工作、家务劳动及志愿活动都不是职业。同时，所得收入必须合法，非法所得不受法律保护，从事违法活动的人必将受到法律制裁。

（二）责任性

由于从事了某一职业，每一个从业者都在扮演一定的社会角色，在获得稳定收入的同时也要承担相应的社会责任，履行相应的社会义务。从业者在履行职责的时候，必须遵守国家法律，按照社会的道德规范行事。例如：护士的责任是救死扶伤，服务患者；药剂师的责任是保障药品质量和用药安全。我们从现在开始就要培养职业责任意识，加强职业自律，自觉接受社会的监督。

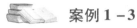 案例 1－3

责任的诠释

24 岁的女护士何遥查看病房时，无端被一名手术后情绪失控的患者打得头破血流。但当她看到这名患者欲爬窗跳楼轻生时，却强忍伤痛冲上去死死拽住身体已经悬空的病人，并和闻讯赶来的其他人一道将患者救了下来。这个

"弱女子"在自身安全没有保障的情况下，仍奋力抢救对自己施暴的病人，体现了她保证患者生命安全的高度责任心和对生命的敬畏与尊重。躺在病床上的何遥坚决拒收患者家属的赔偿金，她说："救死扶伤是医护人员的神圣职责，不管身处什么环境，遇上何种对待，职业责任永远都不能丢。"

（三）专业技术性

一个人要从事一种职业，必须要具备这个职业专门的知识、能力和技术，这就是"隔行如隔山"的道理。同一职业也会因技术水平的不同分为若干不同层次，如技术员、工程师、高级工程师等。随着社会的发展，职业的专业化分工越来越细，技术含量也越来越高，规范性越来越强，有些职业还要求从业者必须考取一定的职业资格。只有学好专业知识，熟练掌握并不断提升从业技能，我们才能成为高素质的劳动者和技能型人才，才能开创自己成功的职业生涯。

（四）时代性

随着社会的发展和进步，职业也在迅速变化，新的职业层出不穷，旧的职业逐渐被淘汰，同一种职业的活动内容和方式也会发生变化。所以职业带有深深的时代烙印。我们中职生要牢牢把握时代脉搏，增强学习的紧迫感，树立终身学习的观念，走在时代发展的前列。

知识链接

随着科学技术的发展，越来越多的新理论、新知识、新技术运用到了护理领域，大大丰富了护理学的内容，加速了护理事业的发展。时代要求护理人员无论在知识上、技术上还是个人修养上都具有更高的素质。高素质护理人才应具备的条件有：处理复杂临床问题的能力；健康指导能力；与他人有效合作的能力；与人交流沟通的能力；独立分析和解决问题的能力；评判性思维能力；获得信息和自学的能力；一定的科研能力。

课堂互动

小组讨论：速录师、营养师、物流师、铅字排版员、补锅匠等职业，哪些是比较热门的，哪些会被淘汰，为什么？你还知道哪些热门职业和面临淘汰的职业？

三、职业的演变

(一)职业是社会分工的产物

在原始社会，随着生产力的发展，出现了畜牧业和农业的分离，这是人类历史上第一次社会大分工；到了奴隶制社会，手工业从农业中分离，出现了第二次社会大分工；在第三次社会大分工时，出现了专门从事商品买卖的商人阶层。每一次社会分工都会产生新的行业，新的行业会细化出更多新的职业。由此可见，职业是社会分工的产物。

(二)职业演变经历一个由慢到快、推陈出新的过程

古代社会从钻木取火到农耕，职业演变是一个漫长而复杂的过程。但从工业化时代到信息时代，职业演变的速度越来越快，职业种类越来越多。一位心理学家曾这样描述："从前，人们在城市里散步时就可以把所有的职业指点出来。但是今天，有了万多种职业可供选择。我们正以史无前例的速度创造着新的职业，抛弃旧的职业。"1999年5月颁布的《中华人民共和国职业分类大典》（简称《大典》）将我国职业归为8个大类，1838个细类。这说明，我国进入21世纪，进行分类并且制订了标准的职业就有1838个。随着社会经济的发展和科技的进步，一些新职业不断涌现，国家定期组织专家对《大典》进行增补修订。短短十几年，我国新出现了近200个新职业。在新职业诞生的同时，那些不适应时代发展的老职业面临被淘汰的命运。

(三)职业发展的新趋势

随着科学技术在生产、生活领域的广泛应用，职业的科技含量日益加大，跨专业、复合型、智能型、开放性的职业岗位增多，脑力劳动者在社会职业中所占的比重越来越大。与此同时，随着人们物质文化生活水平的提高，社会服务需求增大，第三产业的发展成为趋势。但目前我国第三产业的从业人员远不及发达国家，第三产业的相关职业将有相当大的发展空间。

作为21世纪的中职生，我们不仅要埋头看书，还要抬头看路，要"家事国事天下事，事事关心"，要了解国家的方针政策和社会发展趋势，看清职业发展方向，尽早确立个人发展目标，应对职业演变的提速。

知识链接

《中华人民共和国职业分类大典》颁布以来，随着社会经济的快速发展和科技的进步，产业结构不断调整，一些新职业不断涌现。我国定期组织专家对《大典》进行增补修订，并及时颁布《大典》增补本。《大典（2005增补本）》收录了77个新职业；《大典（2006增补本）》收录了82个新职业；《大典（2007增补本）》，收录了31个新职业。

2009 年 11 月 12 日，人力资源和社会保障部召开第十二批新职业信息发布会，向社会发布了我国近年来产生的 8 个新职业：皮革护理员、调味品评师、混凝土泵工、机动车驾驶教练员、液化天然气操作工、煤气变压吸附制氢工、废热余压利用系统操作工、工程机械装配与调试工。

（四）医药卫生职业的出现和演变

医药卫生职业在古代就出现了。在原始社会，人类居住在山林和洞穴中，靠采集和渔猎为生，条件十分恶劣。为谋求生存，在与自然做斗争的过程中，积累了丰富的生产生活经验，逐渐形成原始的医药知识。在我国古老的传说中可以推测出医药行业的起源。"神农尝百草"，"始有百药"，可能是"神农"氏族成员们采集植物过程中，反复尝试，发现有些植物可以治疗伤痛，便逐渐积累了最早的古代医药知识；"燧人氏钻木取火"，可能人们在用火取暖的过程中，偶然感到温热可治好某些病痛，于是原始热熨法或灸法逐渐出现；"伏羲尝草制砭"，这种砭石原是可以用来缝制兽皮做衣服的带孔石针，后来发现这些工具可以割治疮疡或刺激某些部位使疼痛减轻，这可能就是针刺疗法的萌芽。传说固然不完全可信，但从一个侧面反映出我国古代医药卫生知识来源于劳动人民的生产生活实践。

在人类的早期社会，由于生产力和认知能力的低下，人们迷信鬼神。夏、商和西周时期，一些专职祭祀的巫师学习人民群众的医药知识和经验，用迷信的方式为人治病。这部分巫师就是巫医，是早期医生职业的先驱。到了春秋战国时期，随着生产力的发展和自然科学的进步，特别是人们医药知识的不断积累和丰富，医药的治疗效果明显好于巫医的迷信活动。同时伴随着社会分工的进一步细化，医学开始从巫术中分离，在当时的社会上出现了行医济世的专职医生，逐渐发展成为一种职业。此后的历朝历代都有名医出现，如春秋时期的扁鹊，东汉的张仲景，三国时期的华佗，唐朝的孙思邈，明代的李时珍等等。据史料记载，唐代有"三十六行"的描述，其中就有"药肆行"，也就是我们现在的医药卫生职业。

 课堂互动

　　①你还知道我国古代有哪些名医，他们擅长的领域是什么？
　　②你知道现在自己选择的医学专业能从事什么职业吗？

随着时代的发展，人们的医学知识迅速增长，医药行业分工越来越细，对应的职业也越来越多，如医师、药剂师、护士、助产士、医学影像技师、医学检验技师、麻醉师等等。

改革开放以来，人民生活水平不断提高，医疗卫生保健意识增强，我国医药卫生事业得到迅猛发展，各种职业从业人员总量在 2009 年已达 778 万人。但面对医疗卫生事业发展的新形势，我国医药卫生人才总量仍然不足。卫生部发布的《医药卫生中长期人才发展规划（2011－2020 年)》中提出：到 2015 年，卫生人员总量要达到 953 万人；到 2020 年，卫生人员总量要达到 1255 万人，才能基本满足我国人民群众健康服务需求。

可见，卫生人才是国家紧缺人才，在今后的一段时期内都是供不应求的。我们医学生就业前景一片大好。不论将来具体从事什么职业，我们都要既继承古代医者的优良传统，又要勇于创新、与时俱进，这样才能肩负起发展国家医药卫生事业、保护人民群众身体健康的重任。

第二节　专业与相关的职业群

一、专业的内涵

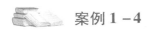 案例 1－4

某医院的招聘启事

医院因业务发展的需要，诚聘以下人才：

1. 医师 4 名。男，全日制普通院校，临床医学或中医骨伤专业，本科及以上学历（有执业资格证者学历可放宽到专科)。

2. 医学影像 2 人。医学院医学影像专业毕业，熟悉 DR、CT、NMRI 等设备的使用技术或影像诊断，有工作经验者优先。

3. 医学检验 1 人。医学院校医学检验专业毕业，中专及以上学历，有工作经验者优先。

4. 护理 4 人。医学院校护理专业毕业，中专及以上学历，有护士执业资格证，有工作经验者优先。

可见，现实生活中每一个招聘职位都要求有专业教育背景，专业的选择与将来的职业密切相关。

想一想：你所在的学校设置了哪些专业？你学的是什么专业？你的专业与其他专业在所学课程、就业方向、素质要求等方面有什么不同？

中等职业学校的专业是根据科学分工或生产部门的分工把学业分成各种门类而设置的。如我们医药卫生职业学校设有护理、药剂、助产、医学检验技术、康复医学、口腔修复工艺、医学影像技术等专业。专业的内涵有以下要点：

（一）术业有专攻

任何一门专业知识都需要专门去研究和学习，因此每一个专业都有自己的教材、教学内容、教学计划及实训实习安排，体现本专业的培养目标和要求。我们中职生的职业生涯要从所学专业起步，学好一技之长，成为本专业的行家里手。

（二）专业与职业密切相关

中等职业教育以就业为导向，在专业设置上注重职业分工和职业岗位对专门人才的要求，具有职业性。专业为职业服务，职业对专业起导向作用，也就是说，"社会需要什么，我们就培养什么"。同时，专业比职业涉及面宽，中等职业学校各专业不仅强调职业知识和技能的培养，也注重公共基础课和公共专业课的教授，提高学生的整体素质和人文素养，拓宽学生的择业面，增强就业的适应性。

 课堂互动

有些同学认为将来就业要看专业技术好不好，因此只要学好专业课就行了，公共基础课学不学无所谓。对此观点，你是怎样认为的？

二、医学生所学专业对应的职业群

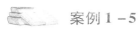 案例 1 – 5

小婷和秀秀是初中同学，中考后又考上了同一所卫生学校的护理专业。入学后，两人生活上相互帮助，学习上你追我赶。业余时间，内向的小婷爱在宿舍里看小说，听音乐。外向的秀秀好像对什么都感兴趣，利用周末时间在校外学了育婴师、营养师、家政员、养老护理员等课程。小婷对此非常不理解，她对秀秀说："我们学护理的，将来就是到医院当护士，学好学校的护理课程就行了，学这些有什么用？别不务正业了！"秀秀笑着说："放心吧，我不会耽误功课的。再说我学的这些和咱们的专业课有很多相通的地方，说不定将来找工作能用着呢，到时候我的选择可比你多。"

小组讨论：你如何看待小婷和秀秀两人的观点？

什么是职业群？顾名思义，职业群由多个职业构成，这些职业的工作内容、社会作用和责任接近，对从业者的素质要求相仿，所需要的基本技能相通，人们把这些职业划归为一个职业群。每个专业都对应某个职业群，因此同一专业的同学可做多个职业选择。具体来说，医学生各专业对应的职业群可分为两类：适合医学生横向发展的职业群和适合医学生纵向发展的职业群。

（一）适合医学生横向发展的职业群

适合医学生横向发展的职业群为我们提供了首次就业的多种选择以及今后可能转岗跳槽的职业。

1. 药剂专业毕业生的职业选择　①可以到医院药房当西药剂师和中药剂师，为患者拿药配药；②可以到药店当售药员和中药调剂员；③可以到药厂当职员，从事药品原材料的采购、生产、质检、保管等工作；④可以到医药配送渠道公司当职员，从事物流、配送、理货等工作；⑤作为药品企业的医药代表，从事销售工作等。

2. 护理专业毕业生的职业选择　①可以到医院当护士，到医院又可以选择病房护士、门诊护士、急诊护士、手术室护士、供应室护士等多个职业岗位；②随着医药卫生体制改革的深入，国家大力发展社区卫生医疗事业，护理专业毕业生也可以到社区医疗机构当社区护士，从事社区护理工作；③随着我国社会老龄化进程的加快，各地养老机构人手紧缺，护理专业毕业生也可以到养老机构当养老护理员；④随着一些新兴职业的产生，护理专业毕业生还可以根据自己的兴趣爱好选择健康管理师、公共营养师、芳香保健师、宠物医师、医疗救护员、孤残儿童护理员等职业。

知识链接

　　营养师综合了厨师、保健师、医务、中医、心理师、营销员、管理员等职业的特点于一身，是比较综合的职业。他们不但是食物的专家，更是营养检测、营养强化、营养评估等领域的专家，帮助人们获取健康。营养师与不同的对象结合分为临床营养师、公众营养师、食品营养师、运动营养师、餐饮营养师、药膳营养师等。

3. 医学检验专业毕业生的职业选择　①可以到医院检验科当检验员；②可以到医药公司当质检员；③可以到生物科技公司当实验员；④可以到医疗器械公司担任检验销售工程师等。

4. 口腔工艺技术专业毕业生的职业选择　①可以到义齿加工企业当技工、管理人员或销售人员；②可以到牙科诊所当牙科医生的助理；③可以到齿科医疗器械公司当销售人员；④可以到义齿加工机械生产销售企业当销售人员等。

由于我们医学生在公共基础课和公共专业课上学习的内容相同，均具备一定医学知识，因此有些职业是每个专业的毕业生都可以从事的，如医药公司、医疗器械公司、医疗保健公司、体检中心的职员等。随着生活水平的提高，人们越来越重视保健、养生，国家会加快发展健康产业，这就需要更多的专业人才投身健康产业，我们医学生对应的职业群还将不断扩大，就业前景一片大好。

 课堂互动

　　面对如此宽广的职业群，你是不是对将来的就业前景充满了希望？你还能想到哪些适合自己专业的职业呢？分成小组议一议，看哪个组说得多。在这个职业群中你会选择哪种职业，为什么？

2012年10月8日国务院发布的《卫生事业发展"十二五"规划》明确指出要加快健康产业发展。具体是：①建立完善有利于健康服务业发展的体制和政策。②鼓励社会资本大力发展健康服务业，推动老年护理、心理咨询、营养咨询、口腔保健、康复、临终关怀、健康体检与管理等服务业的开展，满足群众多层次需求。③鼓励零售药店发展，发挥药品流通行业在药品供应保障和服务百姓健康方面的作用。④加强健康管理教育和培训，建设医疗技术产品研发平台。⑤制订标准与规范，推动健康体检行业的规模化与产业化进程。⑥大力发展中医医疗保健服务业。

（二）适合医学生纵向发展的职业群

适合医学生纵向发展的职业群主要体现为技术等级和职位职称的提升，是我们今后发展道路上的潜在岗位，也是职业生涯发展的目标。

职位与职称

职位是指机关、团体、企事业单位中执行一定职务的位置。职称是指专业技术人员的专业技术水平、能力及成就的等级称号，反映专业技术人员的学术和技术水平、工作能力及工作成就。职称分为四级：初级、中级、副高级、正高级。例如一个公司总经理，就是某个人的职位，他是否具有职称，就要看他的学历和考核结果了。

护理专业的同学毕业后先从普通护士干起，在职位上可以向护士长、护理部主任、分管护理的院长进军。作为专业技术人员，护士在职称上可逐级上升为护师、主管护师、副主任护师、主任护师。

燕尾帽的等级

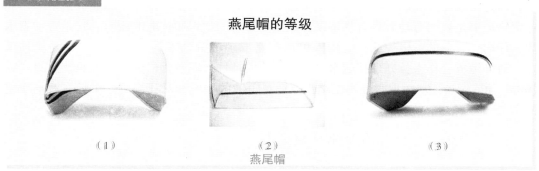

（1）　　　　（2）　　　　（3）

燕尾帽

燕尾帽又叫护士帽，是护士的工作帽，也是护理职业的象征。它洁白、坚挺，两翼如飞燕状，所以称为燕尾帽。它像一道圣洁的光环，衬托着白衣天使崇高的使命。燕尾帽也能体现护士的职位和职称：一条横杠是护士长，两条横杠是科护士长，三条横杠是护理部主任。一条边上斜杠是护师，两条边上斜杠是主管护师，三条边上斜杠是副主任护师、主任护师。

学药剂专业的同学，如果到制药企业工作，可以先从制剂工人干起，将来可以发展成为班组长、车间主任甚至分管厂长；如果到药店工作，可以先从零售营业员干起，将来可以向店长、销售经理进军；如果做医药代表，可以先从小区域代表干起，不断积累业绩，扩大区域，直至当上大区域经理。作为专业技术人员，药剂专业的同学在职称上可从药士逐级上升为药师、主管药师、副主任药师、主任药师。

学口腔修复工艺专业的同学毕业后可从中级工起步，逐渐晋升为高级工、技师、高级技师。

纵向发展的职业群为我们描绘了美好的职业蓝图。但千里之行，始于足下，我们必须学好现在的课程，珍惜在校时光，脚踏实地地过好每一天，为今后的发展做铺垫。同时我们要树立终生学习的理念，把纵向发展的职业群作为今后奋斗的目标，在职业舞台上提升自我，完善自我，实现人生价值。

三、医学生职业资格的取得

 课堂互动

同学们有没有注意到，在一些招聘启事中对某一工作岗位除了学历要求外，还常常有这样的描述："有资格证者优先。"那么，什么是资格证？取得资格证有什么意义呢？

（一）职业资格证书的含义

在激烈的就业竞争中，我们中职生应该清醒地认识到，我们的核心竞争力不是学历，而是实践能力和动手能力。能证明这一优势的重要依据就是——职业资格证书。职业资格证书是表明劳动者具有从事某一职业所必备的学识和技能的证明。它是劳动者求职、任职、开业的资格凭证，是用人单位招聘、录用劳动者的主要依据，也是境外就业、对外劳务合作人员办理技能水平公证的有效证件。职业资格证书是求职就业的"入场券"和"敲门砖"，取得证书是增强就业竞争力的手段，对我们医学生具有特别重要的意义。

（二）与医学生有关的职业资格证书

根据《劳动法》和《职业教育法》的有关规定，对从事技术复杂、通用性广或涉及国家财产、人民生命安全和消费者利益的职业（工种）的劳动者，必须经过培训，并取得职业资格证书后，方可就业上岗，这就是就业准入制度。我们医学生所学各专业涉及人民生命健康和安全，事关重大，相关的很多职业，必须依法取得职业资格证书后，方可就业上岗。

护理专业的同学从事护士工作必须参加国家护士执业资格考试，成绩合格后取得护理初级专业技术资格证书，才能从事护士工作。

知识链接

申请护士执业注册，应当具备下列条件：（一）具有完全民事行为能力；（二）在中等职业学校、高等学校完成国务院教育主管部门和国务院卫生主管部门规定的普通全日制 3 年以上的护理、助产专业课程学习，包括在教学、综合医院完成 8 个月以上护理临床实习，并取得相应学历证书；（三）通过国务院卫生主管部门组织的护士执业资格考试；（四）符合国务院卫生主管部门规定的健康标准。

育婴师是一种新兴职业，为规范该职业的活动范围、工作内容、知识水平和技能要求，推出国家育婴师（员）职业就业准入制度。要求从业人员有爱心、耐心和责任感，口齿清楚，会讲普通话，表达能力和沟通能力强，动作协调、灵活，有一定的学习能力，基本文化程度达到初中毕业，经系统的育婴职业资格培训机构培训并考试合格后，可申请获得国家职业资格证书。

营养师职业资格的取得首先要接受相关知识培训，然后进行职业道德、理论知识和专业技能三部分考试。各门考试成绩均合格者，由商业饮食服务业发展中心及全国商务人员职业技能考评委员会颁发营养师证书。

药剂专业的毕业生，如果在药店工作，根据不同的岗位分别需要考取中药购销员证、医药商品购销员证或者中药调剂员证；如果在制药企业工作，需要考取药物制剂工证。药剂专业的毕业生在从事药学工作满 7 年后还可以考取执业药师资格证书。

知识链接

中药购销员证、调剂员证等资格证书有初级、中级、高级之分，其报考条件也各不相同。

报考初级证书要求符合下列条件：①经本职业初级培训结业；②从事本职业学徒期满；③从事本职业 2 年以上。

报考中级证书要求符合下列条件：①取得初级证书后，从事本职业工作 3 年以上，经中级培训结业；②取得初级证书后，从事本职业工作 5 年以上；③从事本职业工作 7 年以上；④中职学校药学专业毕业。

报考高级证书要求符合下列条件：①取得中级证书后，从事本职业工作4年以上，经高级培训结业；②取得中级证书后，从事本职业工作7年以上；③高职学校药学专业毕业。

执业药师也称药剂师，或称药师，是负责提供药物知识及药事服务的药学专业人员，是药物的专家。执业药师必须经全国统一考试合格，取得《执业药师资格证书》并经注册登记后，才能在药品生产、经营、使用单位中执业。

口腔修复工职业资格证书，是口腔工艺技术专业毕业生必须具备的证件之一，是他们从事本行业的上岗资格凭证，也是申办个人口腔诊所和义齿加工厂必须具备的证书之一。口腔修复工资格证由国家劳动部颁发，全国通用。

与医药专业有关的职业资格证书有很多，我们应保持清醒的头脑，搞清发证部门，根据自己的实际情况选择考取合适的资格证书。若需要考多个资格证书时，注意处理好相关证书的主次关系，切实为就业做好准备。

第三节　职业道德及其基本内容

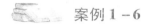 案例 1 - 6

女教师张丽莉在疏导学生放学时，突然一辆大客车失控，这时刚好有几个学生过马路，张老师迅速冲过去拉过了一个学生，又推出了另一个学生，用身体挡在了大客车前面，两个学生没有受伤，而张老师却被大客车碾压在车下。当时只要她向后退一步，就能躲过大客车，可她却义无反顾地冲出去救了学生。张丽莉的事迹感动了所有人，被称为"最美女教师"。

想一想：张丽莉为什么被称为"最美女教师"？

一、职业道德的内涵、特点和作用

（一）职业道德的内涵

职业道德就是在职业活动中应当遵循的具有职业特征的道德要求和行为准则。它既是从业人员在职业活动中的行为规范，又是职业对社会所负的道德责任和义务。我国大力倡导以爱岗敬业、诚实守信、办事公道、服务群众、奉献社会为主要内容的职业道德。

1. 爱岗敬业——职业道德的基础　爱岗，就是热爱自己的工作岗位；敬业，就是敬重自己所从事的职业。只有爱岗才会敬业，要敬业必须先爱岗。这是职业道德的基础，也是职业成功的保证。

在现实生活中，对那些条件好、收入高、工作轻松的岗位，爱起来并不难，但对那些条件艰苦、待遇不高、工作繁重，甚至有一定危险性的岗位还能长期做到爱岗敬业则十分不易。

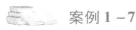名言点击

如果你想在这一行里做出成绩，除了能力强和能吃苦之外，还必须爱这个行业。没有爱，那就什么都没有。

——央视主持人张泉灵

案例 1－7

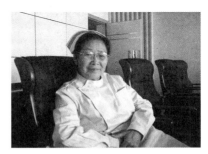

爱岗敬业的"终身护士"李桂美

在青岛市传染病医院，你会看到一位年过古稀的老人，穿着洁白的护士服，行走在走廊和病房，她就是李桂美护士长。

1957 年，18 岁的李桂美从护理学校毕业，成为一名护士，1965 年调往市传染病医院。护理传染病人有很大危险，肝炎患者传染性最强的就是血液。李桂美说："重症肝炎常伴有上消化道出血，病人一口血喷到护士脸上、身上是常有的事。在这种情况下，我们首先考虑的还是病人。"

岗位虽然平凡，但她却做到了极致。为了照顾患有肌营养不良症生活不能自理的外籍小伙，李桂美用休息时间给他洗澡，陪他聊天；有一位糖尿病肝硬化患者饮食上需要特别注意，李桂美就每天回家自己磨小豆腐，第二天早上带来作为他的主食；有一位患有面部神经麻痹的肝炎病人，李桂美得知针灸治疗麻痹效果好，特地学习了针灸。李桂美几十年来平均每天工作 13 小时以上，连续 38 个除夕都是在岗位上和病人一起度过。

1993 年，54 岁的李桂美自豪地站在了中国红十字会第 34 届南丁格尔奖的领奖台上。

如今已七十多岁高龄的李桂美护士长每天仍然坚持上班，她说："只要身体条件允许，只要病人需要，我会一直工作下去，直到 80 岁、90 岁……"她要在自己心爱的岗位上做一名"终身护士"。

想一想：李桂美护士长是怎样爱岗敬业的，她的事迹对你有什么启示？

爱岗敬业的高尚品质并不是天生就有的，怎样才能做到爱岗敬业呢？这就要求我们在态度上要乐业，行动上要勤业，业务上要精业。乐业就是对所从事的职业感兴趣并以此为乐。勤业就是对工作要不懈努力，勤恳负责。精业就是对本职工作精益求精，追求

卓越。

    2. 诚实守信——职业道德的重点   "诚实守信"是中华民族宝贵的精神品质，也是职业道德的重点内容。自古以来，就有"曾子杀猪""一诺千金"等美谈，诚信被视为为人之本，立国之道。现代社会中，受拜金主义、见利忘义等不良思想的影响，有些从业人员出现了弄虚作假、不讲诚信的行为，尽管短时间获得了一己私利，却严重损害了老百姓的利益和自身的职业形象，他们终将为自己的行为付出代价。

 名言点击

    如果我们的国家有比黄金还要贵重的诚信，有比大海还要宽广的包容，有比高山还要崇高的道德，有比爱自己还要宽广的博爱，那么我们这个国家就是一个具有精神文明和道德力量的国家。

——温家宝

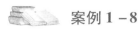 **案例 1-8**

药品安全，人命关天

    因有些药品对人体的消化系统、呼吸系统有较大的刺激性，所以需要用胶囊包裹以便于服用。胶囊作为药品的重要辅料也会被人体消化吸收。生产药用胶囊所用的材料为用动物的皮、骨等作为原料制成的食用明胶，严禁使用任何工业废料。

    中央电视台播出了一期节目叫《胶囊里的秘密》，曝光了一些不法胶囊制造厂商利欲熏心，使用重金属铬超标、价格低廉的工业明胶，甚至用皮革废料冒充食用明胶来生产药用胶囊，获取不义之财。服用这种胶囊制成的药品对人体会产生毒性，尤其影响儿童的骨骼发育。有些知名制药企业为了降低成本也在使用这种问题胶囊。一时间老百姓们谈胶囊色变，纷纷谴责药品生产行业。

    多行不义必自毙。这些厂商的行为已经涉嫌生产、销售有毒有害食品罪，必将受到法律的严惩。

    小组讨论：在日常生活中我们可以在哪些方面做到诚实守信？比一比哪一组找得多，并且相互监督，看哪一组能说到做到。

    "以诚实守信为荣，以见利忘义为耻"。弘扬诚实守信是衡量一个社会文明程度和道德水准的重要标尺，是构建社会主义和谐社会和社会主义市场经济的必然要求。我们年轻人要在社会上立足，岗位上成才，诚信就是"通行证"，必须牢牢把握诚实守信的道德操守。

    我们在职业活动中如何做到诚实守信呢？首先要忠诚老实，其次要信守承诺，再次要表里如一，在工作中始终做一个光明磊落的人。

3. 办事公道——职业道德的更高要求　　公道就是在职业活动中坚持公平、公正的原则，不偏袒任何一方，不因为服务对象的地位高低、财富多寡、年龄性别种族的不同而有所不同。很多人会说，办事公道是针对政府官员和管理人员提出的要求，其实不然，各行各业的普通从业人员也要恪守这一职业道德。

 案例 1 – 9

对顾客一律平等

在宗教圣地耶路撒冷有一个名叫"芬克斯"的小酒吧，被评为世界最佳酒吧。这是为什么呢？20 世纪 70 年代，美国前国务卿基辛格想去造访"芬克斯"酒吧。他亲自打电话给店主。基辛格说："我有 10 个随从，他们也将和我前往贵店，到时希望谢绝其他顾客。"不料，店主却客气地说："您能光顾本店，我感到莫大的荣幸。但是，因此而谢绝其他客人，是我所不能做的。他们都是老熟客，也就是支撑着这个店的人。如果因为您的缘故把他们拒之于门外，我是无论如何不能那样做的。"这件事被当时正在酒吧消费的顾客传为美谈，"芬格斯"酒吧因此生意更兴隆了。

在当年评出的世界优秀酒吧中，它是最小的一个，其入选的理由是：对顾客一律平等！

想一想：这则案例对你有什么启示，做到办事公道对我们有什么意义？

具有办事公道的美德，能给从业者带来他人的理解和社会的尊重，能给企业带来内部的凝聚力和外部的竞争力，能给整个社会带来公平、秩序，促进和谐。

要做到办事公道，首先，要热爱真理，追求正义，明辨是非；其次，要坚持原则；再次，要不计个人得失，自觉抵制不正之风；最后，对不同的对象要一视同仁。

4. 服务群众——职业道德的核心　　服务群众，就是在职业活动中一切从服务对象的利益出发，为他们着想，为他们办事，想方设法为他们提供高质量的服务，这是职业道德的目标、指向和归宿。

知识链接

某医院围绕着"以病人为中心"的宗旨推出了多项温馨服务措施，如：门诊注射室按性别分开，保护病人隐私；药剂师走出药房实行柜台式面对面的服务；为空腹抽血病人赠送早餐，为外地病人免费邮寄检查结果；结账处工作人员入病房为患者办理出院手续；开设专家夜门诊；儿童节为儿科病房的小朋友送礼物；为过生日的住院病人送蛋糕等等。

为群众提供高质量的服务，首先要心系群众，真心为他们着想；其次要提高为群众服务的本领；再次还需要有耐心、细心和恒心。"我为人人，人人为我"，在服务群众的过程中我们也能收获人生的幸福和生命的价值。

5. 奉献社会——职业道德的最高境界　　所谓奉献，就是不期望等价的回报和酬劳的付出，是一种极高的思想境界。奉献社会要求从业人员在工作岗位上全心全意为社会和他人做贡献，当社会需要时，奉献自己的所有。与爱岗敬业、诚实守信、办事公道、服务群众相比较，奉献社会是职业道德的最高境界，也是为人民服务精神的最高体现。

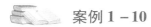 案例 1-10

"奉献林"里藏大爱

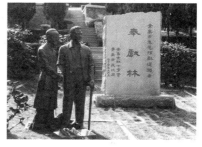

奉献的约定

在青岛市一处公墓的苍松翠柏间有一片普通的林子，因为这里"住"着近200位遗体捐献者而显得格外肃穆和庄重。他们在生命的最后仍不忘奉献社会，关爱他人。这片林子被称为"奉献林"。

青岛市自愿捐献遗体事业开启于20世纪70年代的一个伟大的约定。约定的主人公是两位老人，一位是我国著名的解剖学专家沈福彭先生，另一位是我国著名物理学家束星北先生。他们二人生前是好朋友。当年束星北和沈福彭都被打成"右派"，在当时的青岛医学院"改造"。一次，两人聊起当时供学生做研究的人体标本稀缺的现象，就做了一个约定：去世后捐出自己的遗体，让学生们做研究。"奉献林"里有一组雕像叫"奉献的约定"，就是两位科学家生前握手相约的情景。

在他们的感召下，青岛各行各业有越来越多的人加入到自愿捐献遗体的行列中来，捐献者奉献社会的精神从这里发源并延续在整个城市。

为什么沈福彭、束星北等人受到全社会的尊敬和爱戴？

奉献社会的道德追求能够形成渴望高尚、追求高尚的精神动力，有助于抑制极端利己主义和享乐主义的不良思想倾向，营造互助友爱的社会风气，在社会中传播正能量。在奉献社会的过程中，我们的自身价值能得到最大程度的实现。在市场经济条件下，倡导无私奉献的精神，可以使企业和个人改善服务质量，增强竞争实力。

奉献社会并不是只有英雄模范才能做到。只要我们做好本职工作，不贪图安逸，不计较个人得失，心系群众和社会，当社会利益与集体利益、个人利益发生冲突时，把社会利益放在首位，我们也能做到奉献社会。

（二）职业道德的特点

不同的职业、不同的岗位有不同的具体职业道德要求，这些具体要求体现了职业道德的共同特点。

1. 行业性 每个行业在产生发展的历史过程中，在各种职业实践活动中，形成了自己的"行规"，并逐渐完善成为职业道德。有的职业道德规范只适用于特定职业领域，对其他职业则不适用。

2. 时代性 职业道德由社会的经济基础决定，并为之服务，因此印有时代的印记。某一职业的道德要求会随着时代的变迁而发生变化。

3. 历史继承性 职业在发展过程中，不仅其技术世代相传，管理经验、经营之道、与服务对象打交道的方法也流传下来，具有历史继承性。

4. 相对稳定性 由于职业分工有其相对的稳定性，形成比较稳定的职业心理和职业习惯，与其相适应的职业道德也就有较强的稳定性。

5. 表现形式多样性 职业道德通常采用制度、条例、守则、公约、承诺、誓言以及标语口号等形式呈现，灵活多样，便于从业人员接受和遵照执行。

（三）职业道德的作用

课堂互动

有人说："职业道德是空架子，社会上有那么多人不遵守职业道德，却能发家致富，谁遵守谁吃亏。"

也有人说："提不提倡职业道德一个样，该遵守的还是遵守，不遵守的还是不遵守。"

还有人说："违背职业道德所获得的利益是暂时的，只有遵守职业道德才会赢得长久的利益和尊重。"

你同意哪种说法，为什么？

职业道德对从业人员行为的约束性不如法律规范严格，但职业道德决定职业态度，职业态度决定职业行为，职业行为决定职业成就。从这个意义上说，职业道德就是职业的灵魂，发挥着重要作用。

1. 促进人际和谐和社会和谐 职业道德规范一方面约束职业内部人员的行为，另一方面又可以调节从业人员和服务对象之间的关系，提高服务质量。每一个从业人员与他人形成互帮互助、团结友爱、"我为人人，人人为我"的和谐关系，有助于构建整个社会的和谐关系。

2. 职业成功的保证 "德才兼备，以德优先"是目前用人单位招募人才的原则。良好的职业道德，是在激烈的就业竞争中取胜的法宝，是职业生涯成功的保证。

3. 提升行业信誉，促进行业发展 一个行业的信誉和发展主要靠优质产品和服务。职业道德约束整个行业从业人员的职业行为，也是高质量产品和服务的有效保证。

4. 有助于提高全社会的道德水平 职业道德是整个社会道德的重要内容之一。职业道德也是一个职业集体行为表现，如果每个行业都具备优良的道德，对整个社会道德水平的提高会发挥重要作用。

二、医药工作者职业道德的基本内容

医药职业道德是调整医药工作者与患者、医药工作者之间以及医药工作者与国家和集体之间关系的道德要求和行为规范，是判断医药工作者行为是非善恶的标准。从古至今医药工作者都有严格的职业道德要求。

（一）古代医药工作者的职业道德内容

在古代，医药不分家，医者多是医、药、护相兼，因此，古代医学道德和药学道德的基本内容大多相同。

"医乃仁术"，这是我国古人对医学特殊性质的认识，"治病救人"是古代医学的基本道德责任。自古以来医者对自己的道德水准有很高的要求，形成许多优良传统，如仁爱救人、赤诚济世的事业准则，药真价实、不图钱财的道德品质，好学钻研、学无止境的科研作风，谨慎问病、对症下药的服务态度，不畏权贵、忠于医业的献身精神，以及敢于挑战权威、推陈出新的创新意识等等。

（二）现代医药工作者的职业道德内容

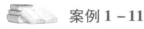 **案例 1 – 11**

温暖人心的"小处方"

● "一角钱能治好的病，绝不用一元钱。"这是河南省洛阳市妇女儿童保健中心儿科主任医师毋剑梅的从医理念。她常年用几角钱、几元钱的小处方治好患儿的病。毋剑梅开药有个习惯，首先会问问病人家里有哪些药，已有的药，她就不再重复开。有些常见药，她还嘱咐病人到药店购买，会比医院便宜些。

● "能治好病，是合格的医生，能花最少的钱治好病，才是好医生。"这是武汉市汉口医院金桥社区卫生服务中心王争艳大夫的心得。王争艳从医 25 年，平均单张处方不超过 80 元。

毋剑梅和王争艳身上的哪些品质和行为值得我们学习？

 名言点击

崇尚道德是医疗卫生职业精神的核心，秉持职业道德，就是要把救治人的生命看做最崇高的职责，把病人利益放于首位，维护他们的最大利益。

——原卫生部部长陈竺

现代医药工作者除了继承行业优良传统外，还要与时俱进，赋予了医药职业道德以时代内容，比如：救死扶伤，实行人道主义；提供安全、有效、经济、合理的药品和药学服务；对病患高度负责，全心服务；精益求精，团结协作；慎言守密，尊重病患隐私；坚持社会效益与经济效益并重等。许多医药工作者不论是在抗击非典、抗震救灾等没有硝烟的战场上，还是在平凡的医疗岗位上，不怕牺牲，忘我工作，坚守基层，体现出崇高的职业道德，得到全社会的高度尊重，他们是现代医药职业道德的践行者，更是我们医学生学习的榜样。我们医学生将守卫广大人民群众的生命健康，肩负着我国医药卫生事业的发展重任，一定要恪守职业道德，做对社会有益、受人尊敬的人，在将来的工作岗位上创造人生的辉煌。

第四节　医学生职业道德行为养成

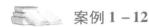 案例 1-12

从"捣蛋鬼"到歌声"天使"

黄巧是 363 医院的实习护士，中央电视台报道了她用甜美纯真的歌声鼓励病人的事迹。

黄巧最初的梦想不是当护士，读卫校也很不情愿，认为护士做的是很肮脏的事情。在学校的时候，黄巧是个顽皮的"捣蛋鬼"，上解剖课常搞恶作剧。

黄巧从抗拒当护士到现在成为受人称赞的实习护士，与临床实践经历分不开。一位 88 岁的大爷遇车祸住进 ICU，在黄巧 3 天 3 夜的细心照顾下奇迹般地康复了。黄巧认为，用心去照顾病人，陪伴他们转危为安，是最幸福的事情。每天除了用心照顾病人，她还常和病人谈心。曾经有一位脾气暴躁的癌症患者，让所有医护人员都感到头疼，黄巧却用一颗宽容的心去理解他，渐渐地那位患者心情好多了。83 岁的孟婆婆因心脏病住进 ICU 病房，情绪低落，两次提出放弃治疗。黄巧发现她唱的流行歌曲能让孟婆婆开心，于是每天都守在孟婆婆身边，给她唱歌。经过一段时间的"歌声治疗"，孟婆婆的心情好了很多，开始配合治疗。黄巧用歌声打破了病房的寂寞，给了病人极大的心理抚慰，她的"歌声疗法"成了病房内的一道独特的风景。

每个人都要从学生过渡到职业人，但并不是每个人天生就具备从事这项职业的良好道德。黄巧的故事给我们什么样的启示呢？

一、职业道德行为养成的内涵和作用

（一）职业道德行为养成的内涵

目前社会需要的人才不仅要有熟练的专业技能，更要有良好的职业道德。然而"道德者，行也，而非言也"，仅有道德的理论知识是远远不够的，还要形成职业道德行为，才是全社会和每个从业人员真正需要的。所谓职业道德行为，是指从业者在一定的职业道德知识、情感、意志、信念支配下所采取的自觉活动。

常言道："玉不琢，不成器。"一个人不可能天生就是高尚的，一个人的职业道德

行为也不是与生俱来的，需要我们在日常生活中按照职业道德规范要求进行有意识的训练和培养，才能逐渐形成，这就是职业道德行为养成。职业道德行为养成的最终目的，就是要把职业道德原则和规范落实到职业活动中去，养成良好的职业行为习惯，做到言行一致，知行统一，进而形成良好的职业道德品质。

（二）职业道德行为养成的作用

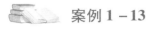 **案例 1 – 13**

一位老军医的职业习惯

从医近70年来，吴军医养成了许多职业习惯。他喜欢在病房里走走，了解病人情况。在病床前，他按按病人肚子，叩击听一听；揿揿病人的指甲；撸起裤腿看看病人的腿肿不肿；试试病人的额头，感受病人的体温是否正常；示意虚弱的病人不要说话，顺手轻轻为病人拉好衣服，披好被角，弯腰把鞋子放到最容易穿的地方。冬天查房，他总是先把手在口袋里捂热，然后再接触病人的身体。问诊时，他总找机会与来自祖国各地的病人聊几句。简短几句话，让病人感到非常亲切，一下拉近了医患距离。

1. 有助于塑造高尚的职业道德品质　古希腊哲学家说："德是表现在行为上的习惯。"职业道德行为养成有助于培养良好的职业行为习惯，提高职业道德素质。我们常说，习惯成自然，当一个人有了良好的职业道德行为习惯，在工作中就会自然而然地按照职业道德要求去做，不需要外界的约束和监督。长此以往，自身的职业道德品质就慢慢积淀形成。

2. 有助于促进事业发展，提升人生价值　良好的职业道德行为不仅能促进我们的事业发展，而且能让我们的人生价值得到最大限度的体现，对于一个人的成功至关重要。

二、职业道德行为养成的方法和途径

（一）在日常生活中培养

生活中每个不起眼的瞬间，每件琐碎的小事，都是教育的源泉。职业道德行为既不是天生的，也不是一蹴而就的，而是在有意识地日积月累不断磨砺的过程中形成的。这就需要从点滴小事做起，从自身做起。在形成好习惯的同时，要克服坏习惯，抵制行业不正之风的侵袭。从小处着手，要克服眼高手低、好高骛远的错误思想。我们要从一个微笑、一声问候、一次关心、一个技术动作开始做起，久而久之，就会养成良好的职业道德行为习惯。

 课堂互动

某卫生学校在讲授《基础护理学》课程的同时，制订实训规则，进行护士职业道德行为养成训练，取得良好效果。①学生进入实验室前应在更衣室穿戴好工作服、帽子，换护士鞋，提前5~10分钟进入实验室，留长指甲、染发、烫发者不能入室。②进入实训场所要做到"四轻""八不"。"四轻"即说话轻、走路轻、操作轻、开关门窗轻；"八不"即不擅自离岗，不违反护士仪表规范，不带私人用物入实训场所，不在实训场所内吃东西，不做私事，不打瞌睡，不闲聊，不开手机。③实训结束后要整理实验用品，分组轮流打扫卫生。

你在专业学习中开始训练自己的职业道德行为了吗？如果已经开始了，请说说你是怎样训练的。如果还没开始，没关系，那就从现在开始抓住机会训练自己吧。

（二）在专业学习中训练

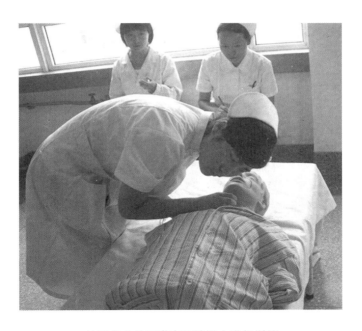

护理专业的同学在实验课上进行训练

职业道德行为是与专业工作紧密联系在一起的。我们在校期间学习专业课，一方面要熟练掌握专业技能，另一方面要了解本专业特有的职业道德规范要求；一方面要加强职业技能训练，另一方面加强职业道德行为训练。

（三）在社会实践中体验

"纸上得来终觉浅，绝知此事要躬行。"社会实践是中职生了解社会、了解职业、自我成长的重要途径。此外，在社会实践中，我们还可以体验职业道德要求，将所学专业知识运用于实际，学习他人好的服务方法和理念，发现和克服行业中的不正之风。因此，我们要充分利用社会实践的机会来锻炼、养成自己的职业道德行为，而不是将社会实践流于形式。

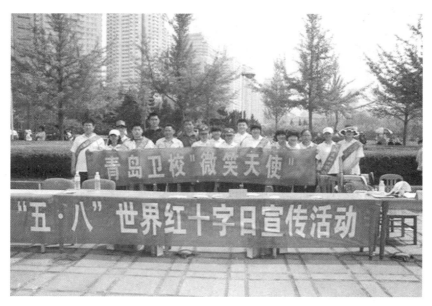

（1）

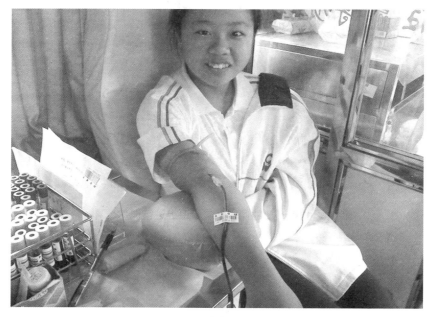

（2）

医学生参加社会实践活动

（四）在自我修养中提高

在职业道德行为养成过程中，要充分发挥学生的主体作用，加强自我修养，变"要我做"为"我要做"。在进行自我修养的过程中要注意以下三方面：

1. 经常自省　自省就是通过自我意识来省察自己言行的过程，包括自我评价、自我反省、自我批评、自我调控和自我教育，这是提高自我修养的一种方法。"金无足赤，人无完人"，在职业道德行为养成过程中我们总会犯这样那样的错误，存在这种那种的不足，我们要勇敢地从自己身上找原因，担责任，改错误。当然，自省不等于自我批判，也包括自我肯定。逆境时要自省，顺境时更要自省。自省还要持之以恒，形成习惯。

案例 1 – 14

小张护士的宝贝

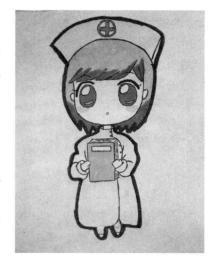

"80 后"的护士小张有个宝贝，就是她的工作日记。小张在卫校上学时期就有记日记的习惯。临床实习那一年，她暗下决心：带教老师会的，我一定也要会。于是一本工作日记就与她形影不离。忙碌了一天后，小张都会静下心来想想，今天进行了哪些操作，有没有失误，有没有可改进的地方，带教老师哪些做法值得学习，有哪些疑问要请教老师……一边想，一边记在日记本上，时常翻看。这样小张进步很快，实习结束时，各项操作考核成绩优秀，医院邀请她留院工作。工作后，小张仍一直保持着记日记的好习惯，疑难病情的护理方法创新，与患者沟通的心得，工作中碰到的难题等等，都在里面。如今，这样的工作日记已有厚厚的

小张护士的宝贝

一摞，都被小张视为宝贝，细心地保存着。小张也成为医院最年轻的护士长，还发表了数篇学术论文。

护士小张是通过什么方式自省的，这对你有什么启示？

2. 做到慎独　慎独是指人在独处无人监督，有做不道德事情的机会并且不会被人发觉的情况下，仍能坚持自己的道德信念，自觉地按照道德准则行事，而不做任何不道德的事情。在公开场合或有人监督的情况下，人们往往都能遵守职业道德规范，但在无人监督的情况下还能表里如一，就比较难了。因此，慎独既是一种道德修养的方法，更是一种崇高的道德境界。作为医学生，我们常在无人监督的情况下工作，特别要做到慎独。慎独的精神动力来自我们坚定的救死扶伤的职业信念，它体现了我们对职业操守的高度自律。

知识链接

　　手术室是为患者提供手术及抢救，挽救其生命却又缺少患者监督的特殊工作场所。为防止手术切口感染，有一套严格合理的规章制度和无菌操作规范。手术室的空气、手术所需的物品、医生护士的手指及病人的皮肤，都需要消毒处理，稍有不慎都会影响到患者的健康甚至生命。如果医务人员没有良好的慎独修养，草草了事，一般他人不会发现，却会留下重大工作隐患。比如每一位手术病人都要建立静脉通道，如果穿刺部位消毒不严，贴辅料贴前没有再次消毒，手术后就有可能导致静脉炎，给病人带来不应有的痛苦和经济损失。

　　3. 学习榜样　孔子说"见贤思齐焉"，学习榜样也是自古以来修身养性的一种方法。我们常说"榜样的力量是无穷的"，其实是因为我们自己树立起立志向善的信心。这对于我们即将踏上工作岗位的中职生来说格外重要。职业道德榜样并不是高不可攀，他们身上的先进模范行为都是在平凡的工作岗位上长期践行职业道德的结果。职业道德榜样也不是遥不可及，只要他身上有闪光点都可以成为我们学习的榜样。我们在学习英雄模范感人事迹的同时，也要善于发现身边的道德榜样。孟子说"人皆可以为尧舜"，只要我们从自己力所能及的事情做起，向榜样看齐，不断完善自己，就能成为一个有所作为的人。

案例 1－15

值得托付生命的人

　　裘法祖是我国器官移植外科的主要创始人和奠基人之一，著名外科专家，

中科院院士。他的医术一向以严谨精确为长，尤其是"裘式宝刀"，精确到若要划破两张纸，第三张一定是完好无损的程度。裘老的座右铭是："做人要知足，做事知不足，做学问更要不知足。"他说要经常想到，医生是做人的工作，只有良好的医德、医风，才能发挥医术的作用。他对待病人像对待自己的亲

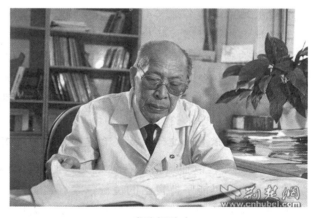

裘法祖院士

人一样，趴在病人的床前长时间观察病人尿量，请远道而来的求助病人到家里来帮助治疗。2003 年裘老获"全国医德风范终身奖"。

📕 **课堂互动**

　　小组讨论：从裘法祖这样的医学泰斗身上，我们能学到哪些职业道德行为？有人说"世界上本不缺少美，缺少的是发现美的眼睛"。你是否有一双慧眼，能发现身边同学身上的美德呢？

（五）在职业活动中强化

　　人们只有在职业活动中才能真正认识和体会自己的职责、使命、任务，形成内心的情感和信念。同时职业活动又是养成职业道德行为的训练场，是检验一个人职业道德品质高低的试金石。职业道德的培养是一个通过"知"–"情"–"意"–"行"螺旋式上升，不断得到强化的过程，对于我们即将踏上工作岗位的中职生来说，从业初期就要在工作中注重养成良好的职业习惯。

　　总之，职业道德行为养成对我们的职业生涯发展至关重要。在学习生活中，我们要注重行为规范训练，养成良好的行为习惯，加强职业道德修养，提高职业道德素质；我们还要坚持参加各种实践，在实践中培养良好的职业道德行为，从而形成高尚的职业道德品质。

同步训练

一、单项选择题

1. 职业道德行为养成是指（　　）
    A. 从业者在一定的职业道德知识、情感、信念支配下所采取的自觉行动
    B. 按照职业道德规范要求，对职业道德行为进行有意识的训练和培养
    C. 对本行业从业人员在职业活动中的行为要求
    D. 本行业对社会所承担的道德责任和义务
2. 医药工作者的职业道德区别于其他职业道德的显著标志是（　　）
    A. 爱岗敬业　　　　　　　　B. 团结协作
    C. 救死扶伤　　　　　　　　D. 清正廉洁
3. 职业道德的核心是（　　）
    A. 爱岗敬业　　　　　　　　B. 诚实守信
    C. 服务群众　　　　　　　　D. 办事公道
4. 下列关于诚实守信的认识，正确的是（　　）
    A. 诚实守信与经济发展相矛盾　　B. 诚实守信是市场经济应有的法则
    C. 是否诚信要根据具体对象而定　　D. 诚实守信要以利益最大化为原则
5. 下列做法不是"内省"的是（　　）

    A. 严于解剖自己，勇于正视自己的缺点

    B. 敢于自我批评，自我检讨

    C. 敢于解剖别人，批评别人

    D. 有决心改正缺点，扬长避短

二、判断题

1. 要做到爱岗敬业就应一辈子在岗位上无私奉献。（　　）

2. 培养人的良好行为习惯的载体不是人的日常生活，而是人脑思维活动。（　　）

3. 所谓专业就是你将来要从事的职业。（　　）

4. 爱岗敬业是社会主义职业道德的重要规范，是职业道德的基础和基本精神，是对人们职业工作态度的一种最普遍、最重要的要求。（　　）

5. 诚实守信、办事公道是针对个人职业而言的，非工作时间可不必遵守。（　　）

三、问答题

1. 职业道德的基本内容是什么？

2. 你将进行哪些职业道德行为养成训练？

第二章 就业与职业规划的自身条件

学习目标

①了解职业生涯的内涵、特点和职业生涯规划的重要性及特点。
②理解医学生如何从所学专业角度出发培养职业兴趣。
③理解医学生职业性格培养的内容和方法。
④理解医学生怎样提高职业能力，铸就医疗职场成功。

第一节 职业生涯及其规划

案例 2 - 1

林巧稚（1901 - 1983），中国医学科学院副院长，中科院院士。她一生亲自接生了 5 万多婴儿，在胎儿宫内呼吸、女性盆腔疾病、妇科肿瘤、新生儿溶血症等领域的研究方面做出了突出贡献，是中国现代妇产科学的奠基人之一。以下是林巧稚的主要职业生涯历程：

●1921 年，高中毕业后考入协和医学堂。

●1929 年，经过 8 年的刻苦学习，毕业并获医学博士学位，被聘为北京协和医院妇产科大夫，为该院第一位毕业留院的中国女医生。

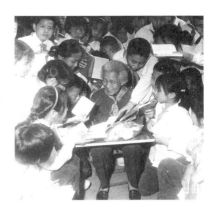

林巧稚和孩子们在一起

●1932 年，被协和医院派往英国伦敦医学院和曼彻斯特医学院进修深造。

●1933 年，赴到奥地利维也纳进行医学考察。

●1939 年，被派往美国芝加哥医学院当研究生。

●1940 年，美国聘请她为"自然科学荣誉委员会委员"。同年回国，不久升任北京协和医院妇产科主任，成为该院第一位中国籍女主任。

●1941 年底，北京协和医院因太平洋战争被日寇关闭。1942 年，林巧稚在北京东堂子胡同开办私人诊所。后担任中和医院（前身为中央医院，现在为北京大学人民医院）妇产科主任。

●1946 年，受聘兼任北大医学院妇产科系主任。

●1948 年，返回北京协和医院，并在此工作直至去世。

进入中职学校后，我们医学生就已经站在了职业生涯的起跑线上，进行科学的职业生涯规划将为我们的未来指明方向、设定目标，并为我们成功就业和人生的发展提供理论指导。

一、职业生涯的内涵和特点

（一）职业生涯的内涵

职业生涯就是一个人的职业经历，它是指一个人一生中所有与职业相联系的行为与活动，以及相关的态度、价值观、愿望等连续性经历的过程，也是一个人一生中职业与职位的变迁及工作与理想的实现过程。

人们一生的职业历程，有着种种不同的可能：有的人从事这种职业，有的人从事那种职业；有的人一生变换多种职业，有的人终身位于一个岗位上；有的人不断追求，事业成功，有的人穷困潦倒，无所作为。可见，职业生涯是一个动态过程，它并不包含职业上的成功与否，每个工作着的人不论职位高低都有自己的职业生涯。

（二）职业生涯的特点

每个工作者都有自己的职业生涯，那么如何拥有成功的职业生涯，实现完美的人生呢？这就要求我们了解职业生涯的特点，为下一步合理规划自己的职业生涯做好准备。从总体上看，职业生涯具有以下特点：

1. 独特性 每个人都拥有自己的职业理想，每个人的职业条件也不尽相同，每个人的职业选择更是千差万别。所以，人们从事职业的经历也具有独特性。比如，有的人热衷于把小买卖当成事业来做，有的人则偏爱终生从事科研工作，有的人却喜欢冒险，不断挑战新的职业来谋求发展。职业生涯的独特性告诉我们，适合自己的才是最好的，要明白自己真正要的是什么，不要总和他人比高低。

其实每个人都有自己的优势和不足，认识自己的特点，把自己的潜能发挥到极致，拥有自己的目标，欣赏自己的选择，不妄自菲薄，不怨天尤人，就可以实现自己的目标。社会有很多分工，进行职业生涯规划时，只要认识自己，找到自己感兴趣的工作，就可以乐在其中。

2. 阶段性 每个人职业生涯的发展都要经历不同的阶段，每个阶段都有不尽相同的目标和任务，有的时期是以学习专业知识为主，有的时期则是以培养能力、积累经验为主。

知识链接

职业生涯的五个阶段

每个人的职业生涯都有所不同，很难对其划分出准确的阶段。但专家学者对职业生涯的阶段划分，会对职场人士的自我定位起到借鉴和指导作用。

第一阶段"技能准备期"（16—23岁）：这是进行学习、教育、训练的阶段。如果读完大学后继续深造，这一时期可能还会延长至30岁左右。

第二阶段"见习学习期"（23—29岁）：这一阶段是进工厂、公司实习或工作刚开始的时期。这段时期里，尝试各种行业、工作都应以适合自己的发展为标准，但应该注重进行经验的积累，避免频繁地跳槽。

第三阶段"职业发展期"（29—40岁）：在这个时期，一般在工作技能、社会经验上都已经日趋成熟。值得注意的是，尽量在35岁前练就一身本领或一技之长。

第四阶段"个人创业时期与成熟期"（40—60岁）：在这个时期里，通过"帮成功的用人单位做事"，"谋求与成功的人士、企业合作"，"找比自己更成功的人士、企业来替自己做事"，使个人的人生阅历、技能才干和职业经验都达到事业的巅峰。

第五阶段"退休期"（60岁以上）：这一阶段，人生的职业生涯开始逐渐落幕，越来越注重情操的陶冶，比较热心参加公益活动。当然，也有越来越多的老年人"老当益壮"，继续活跃在职场上"发挥余热"。

3. 发展性　职业生涯是伴随着个人的成长而发展的，从最初的探索到工作上已经有些基础，再到事业的冲刺和稳定阶段，每个人在职业生涯的初期、中期和后期所经历的工作过程都是不一样的，工作的岗位和工作内容也在不断发展变化之中。

 案例2－2

周杰伦的职业生涯之路

●职业培养期：学生时代周杰伦学习并不尽如人意，但他从小对音乐有着独特的敏感。高中联考时，周杰伦抱着试试看的心理考上了音乐班，这让他的音乐天赋很顺利地从个人兴趣发展成社会技能，这是一个很重要的职业规划。

●职业适应期：由于偏科严重，还屡屡挂科，周杰伦没有考上大学而是选择了在一个餐厅做侍应生——先生存，再谋发展。一次，他偷偷试了试大堂的钢琴，他的琴声震惊了所有人，于是周杰伦慢慢开始有了公众演奏的机会。在人生的关键时刻周杰伦选择了先就业，在培养自己适应社会的心态的同时，展示了自己的音乐才华。

●职业发展期：1997年9月，周杰伦的表妹瞒着他，偷偷给他报名参加了当时台湾著名娱乐人吴宗宪主持的娱乐节目《超猛新人王》。虽然周杰伦的表演惨不忍睹，但吴宗宪却惊奇地发现这个头也不敢抬的年轻人演奏着一曲非常复杂的谱子，而且抄写得工工整整。吴宗宪慧眼识珠，于是周杰伦成为唱片制作助理。在负责唱片公司所有人的盒饭之余，周杰伦在那间7平方米的隔音间里开始了自己的创作生涯，但由于曲风奇怪，没有一个歌手愿意接受他创作的歌曲。1999年12月，吴宗宪从周杰伦创作的50首歌里挑出10首做成专辑，这就是使周杰伦一举成名的专辑《JAY》。从这张专辑开始，周杰伦一发而不可收拾，他开拓了流行音乐新领域，引领了流行乐坛的"中国风"。

4. 终身性　按照职业心理学家的理论，人的职业生涯是一个从建立、发展到衰退的大的循环。人们找到一份工作，从不懂到懂，从懂到熟练，从熟练到精深。有的人会终身从事一种职业，而有的人却在不断变化自己的职业选择。但不管是哪一种，职业生涯都将伴随我们的一生。我们的价值观、职业愿望都会在这种连续性的职业活动中体现，我们的职业理想也将通过不断变化的职业行为得以实现。

5. 互动性　作为社会的一员，人的职业生涯是伴随着社会的发展而进行的历程，人们职业生涯的选择与社会环境的变化有着千丝万缕的联系。比如，在革命战争年代，无数的仁人志士将全人类的解放事业作为自己的职业理想并伴随终生，而在改革开放初期，深圳的开拓者们为了祖国的建设事业披荆斩棘，书写历史，创造神话。

课堂互动

鲁迅，原名周树人（1881—1936），是我国现代伟大的文学家、思想家、革命家。1902年2月，21岁的鲁迅赴日本，先入东京弘文学院学习日语，2年后进入仙台医学专门学校学习现代医学。鲁迅先生想通过医学将中国人身体变得强健。但他的这种梦想并没有维持多久就被严酷的现实粉碎了。在日本，作为一个弱国子民的鲁迅，经常受到具有军国主义倾向的日本人的高度歧视。当鲁迅在电影中看到众多"体格强壮，神情麻木"的中国人淡然地围观被当做俄国侦探处死的同胞时，他毅然决然地弃医从文。从此，鲁迅把文学作为自己的目标，用手中的笔作武器，写出了《呐喊》《狂人日记》等众多作品，向黑暗的旧社会发起了挑战，唤醒了数以万计的中华儿女起来同反动派进行英勇斗争。直到生命的最后一刻，他仍然在夜以继日地写作。

小组讨论：①鲁迅先生为什么弃医从文，把文学创作作为自己毕生的职业？②你为什么会选择学习医学？③你的选择与社会需要有关系吗？

二、职业生涯规划的重要性和特点

职业生涯规划是指一个人在对自己的兴趣、爱好、能力、特长、经历及不足等各方面进行综合分析与权衡的基础上，结合时代特点，根据自己的职业倾向，确定最佳的职业奋斗目标，并为实现这一目标做出行之有效的安排。比如，做出个人职业的近期和远景规划、职业定位、阶段目标、路径设计等一系列计划与行动指南。

（一）职业生涯规划的重要性

职业生涯活动将伴随我们的大半生，设计成功的职业生涯有助于实现完美的人生。职业生涯规划的目的绝不仅仅是帮助个人按照自己的资历条件找到一份合适的工作，更重要的是帮助个人真正了解自己，为自己定下事业大计，筹划未来，拟订一生的发展目标，根据主客观条件设计出合理且可行的职业生涯发展方向。中职医学生只有认识到职业生涯规划的重要意义，才能科学地进行职业设计，实现自己的职业目标与理想。

1. 职业生涯规划可以发掘自我潜能，增强个人实力。一份行之有效的职业生涯规划将会引导我们正确认识自身的个性特质及现有与潜在的资源优势，帮助我们对自己的综合优势与劣势进行对比分析，并将之与实际相结合进行职业定位，从而搜索或发现新的或有潜力的职业机会。

 课堂互动

护理专业人员需要具备的素质有：

第一，热爱护理事业，有正确的人生观、价值观。护理人员是与疾病做斗争的白衣战士，没有过硬的思想政治素质，很难在大是大非面前坚定立场。比如非典时期，绝大部分的医护工作者都没有离开自己的工作岗位，冒着生命危险，极力挽救每一位患者的生命。因此，选择这个行业，就意味着不抛弃，不放弃，为国家、为人民奉献一切。

第二，对患者有同情心、责任心、耐心和细心。护士在临床工作时，每天要处理的事情很多，除了每天常规的工作以外，还要应付病人的各种不时之需，因此需要能够站在病人的角度去体谅他们的痛苦，态度不急不躁，做事井然有序，善于思考与总结，合理安排日常工作。

第三，要保持良好的精神面貌。饱满的精神状态，端庄大方的仪表，对患者来说也是一种精神上的护理，会增强患者战胜病魔的信心。

第四，具备健康的体魄。护理工作消耗体力较大，每周都要值两个夜班。白班是从早上 7 点到晚上 5 点，中间没有休息的时间。因此需要从业人员有较好的身体素质。

想一想：你具备以上的素质吗？今后打算如何培养这几方面的素质，从而增强自身的实力呢？

2. 职业生涯规划可以增强发展的目的性与计划性，提升成功的机会。好的计划是成功的开始，合理的职业生涯规划将引导我们树立明确的职业发展目标与职业理想，从而运用科学的方法，采取可行的步骤与措施，去实现自己的人生理想。

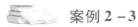 案例 2 - 3

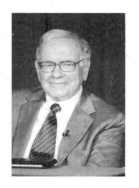

世界头号投资大师巴菲特小时候是一个内向而敏感的孩子，无论是读书成绩还是在生活中的表现，他都与一般孩子毫无区别。许多人都嘲笑他行动、思维缓慢，但他却将这一弱点转化为自己最大的优点——耐心。同时，他还发现自己对数字有天生的敏感，并对其充满了兴趣。在 27 岁之前，巴菲特尝试过无数的工作，但最终他结合自己的优点——耐心、对数字敏感，将自己的职业发展转向，成为一名投资家。

巴菲特

在巴菲特之前股票投资并没有什么传统，直到他提出了长期价值投资的独特理念。或许我们能从巴菲特独特的投资理念获得启发和教益。他的座右铭是"选股如选妻"。他主张安全第一，轻易不出手，一出手就会保证本金的安全。因为本金安全了，才会有连绵不断的利润。这一点看似简单，却恰恰需要长时间地下苦心做功课，有计划地去做一只股票的基本面分析和技术分析。据说巴菲特买一只股票前要读完他能找到的所有财务报表，甚至要去该股票的所在地去考察。

可见，结合自身优势有计划地进行职业生涯设计是巴菲特成功的关键。

职场规划最大好处就在于帮助我们将个人梦想、价值观、人生目标与行动策略协调一致，去除其他不相关的旁枝末节，整合个人最大的优势与资源，从而向着终极目标快速前进，而这正是我们取得成功的重要保证。

3. 职业生涯规划可以提升应对竞争的能力。当今社会处在变革的时代，到处充满着激烈的竞争和机遇。物竞天择，适者生存。要想在激烈的竞争中脱颖而出并保持立于不败之地，必须设计好自己的职业生涯规划。这样才能做到心中有数，及时抓住发展的机会，在竞争的大潮中脱颖而出。

现在不少应届毕业生不是首先坐下来做好自己的职业生涯规划，而是拿着简历与求职书到处乱跑，总想会撞到好运气找到好工作。结果是浪费了大量的时间、精力与资金，到头来却感叹招聘单位有眼无珠，不能"慧眼识英雄"，叹息自己英雄无用武之地。这部分毕业生没有充分认识到职业生涯规划的意义与重要性，认为找到理想的工作靠的是学识、业绩、耐心、关系、口才等条件，认为职业生涯规划纯属纸上谈兵，是耽误时间，有时间还不如多跑两家招聘单位。这是一种错误的理念。实际上，未雨绸缪，先做好职业生涯规划，磨刀不误砍柴工，有了清晰的认识与明确的目标之后，再把求职活动付诸实践，这样的效果要好得多，也更经济、更科学。

课堂互动

关于"制订职业生涯规划，提升竞争力"的几点思考：

1. 我的职业目标是什么？
2. 达成目标要经历几个阶段？我目前处在哪个阶段？
3. 达成目标需要具备的能力有哪些？
4. 目前我具备的能力和欠缺的能力各是什么？
5. 我制订了提升竞争力的计划并付诸执行了吗？

（二）职业生涯规划的特点

一般来说，职业生涯规划具有四大基本特点。

1. 可行性　职业生涯规划必须是依据个人及其所处环境的现实来制订的计划方案，而不是没有依据或不着边际的幻想。中职医学生进行职业生涯规划，要考虑所学的专业或今后从事职业需要的知识和能力。如果所学非所用，或者不具备理想职业所要求的能力，职业生涯规划就不可行。

知识链接

增强职业生涯规划的可行性应该遵守如下准则：①择己所爱：考虑自己的特点，珍惜自己的兴趣，选择自己所喜欢的职业。②择己所长：要求从业者根据自己掌握的技能进行职业设计，从而有利于发挥个人的优势。③择世所需：目光要长远，能够准确判断未来行业或者职业发展方向并做出选择，此选择要符合社会发展的需求。④择己所利：考虑自己的预期收益，追求由收入、社会地位、成就感等组成的个人幸福的最大化。

2. 适时性　职业生涯规划是对未来的职业生涯目标和未来职业行动的预测。因此，各项活动的实施及完成时间，都应该有时间和顺序上的安排，以便作为检查行动的依据。

3. 灵活性　规划未来的职业生涯目标与行动，涉及很多不确定因素，因此，规划应有弹性。随着外界环境和自身条件的变化，个人应及时调整自己的职业生涯规划方案，以增强其适应性。

4. 持续性　职业生涯目标是人生追求的重要目标，职业生涯规划应贯穿人生发展的每个阶段，通过不断的调整和持续的职业活动安排，最终实现职业生涯目标。

第二节　培养职业兴趣

我们每个人都有自己的兴趣。例如，有的人爱看足球比赛，有的人喜欢音乐，有的人则迷上电脑。那么兴趣是什么？兴趣是引起和维持注意的一个重要内部因素。对感兴趣的事物，人们总是会主动、愉快地探究它，认识过程或活动过程不再是一种负担。当一个人的兴趣与其从事的职业相结合，就形成了职业兴趣。

一、职业兴趣的内涵和形成

（一）职业兴趣的内涵

职业兴趣是一个人积极探究某种职业或者从事某种职业活动所表现出来的特殊个性倾向，它使人对某种职业给予优先的注意，并具有向往的情感。职业兴趣可体现在一个人对待工作的态度及工作的适应能力等方面，拥有职业兴趣将增加个人的工作满意度、职业稳定性和职业成就感。当我们对自己所从事的职业感兴趣时，就会最大限度地发挥自己的潜力，全身心地投入到工作中并且从中获得快乐。所以，职业兴趣是事业成功的源泉和动力。我们在进行职业选择时，要充分考虑到自己的兴趣。

课堂互动

想一想：兴趣和职业兴趣的关系是怎样的？你的兴趣有哪些？

●化学家诺贝尔冒着生命危险研制炸药。

●"杂交水稻之父"袁隆平风餐露宿，几十年如一日研究水稻高产。

●牛顿废寝忘食地做实验，还闹出了误以为自己吃过饭的笑话。

以上都是科学家们所表现出的对从事职业的强烈兴趣。你的职业兴趣是什么？

（二）职业兴趣的形成

职业兴趣的形成和发展是一个不断从简单到复杂，从模糊到明确，从不完善到完善的过程，它经历了有趣、乐趣、志趣三个阶段。

1. 有趣是兴趣过程的第一阶段，也是兴趣发展的低级阶段。大多是由于一时的新奇，被表面现象所吸引而产生的兴趣，这种兴趣是短暂的、直观的甚至是盲目的。例如，今天看到歌星在舞台上表演很潇洒，于是就梦想自己成为一名歌手；明天看了甲 A 足球联赛，又萌发了当一名职业足球运动员的想法。这种兴趣来得快，消失得也快，往往一瞬即逝，易起易落，不能用于职业规划。

2. 第二阶段为乐趣，又称为爱好，是兴趣发展的中级阶段。它是在有趣的基础上定向发展形成的。在这一阶段或水平上，人们的兴趣会向专一的、深入的方向发展。有了乐趣，才可以列入职业规划的范围。

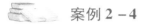 案例 2 – 4

　　英国医学家罗斯，为了查清疟疾的传播媒介，日复一日地与蚊子打交道。1893 年的一天，他在显微镜下对蚊子逐个观察近 8 个小时，弄得眼睛酸痛，精神疲惫，加上天气炎热，蚊蝇叮扰，使他汗流浃背，心烦意乱，可是观察却毫无结果。这时，只剩两只蚊子尚未观察，是放弃呢，还是再坚持一下？强烈的事业心和职业兴趣使他重振精神，继续进行观察。突然，他在这两只蚊子身上发现了一种细而圆的细胞，其中含有黑色物质组成的小颗粒，与疟原虫的色素完全一样。就这样，他终于证实了蚊子是传播疟疾的元凶。

　　3. 第三阶段为志趣，是职业兴趣的高级阶段。志趣是由乐趣经过实践的锻炼发展而来的，与人的职业理想和坚定信念相联系。这种高尚的兴趣具有社会性、自觉性和方向性的特点，它可以伴随人的整个职业生涯。

名言点击

　　●好莱坞导演斯皮尔伯格在一篇文章中曾这样描述道："我每天醒来，就觉得无比地兴奋，以至于自己无法吃下早餐，迫不及待地去摄影棚是我最想要做的事情！"
　　●哈佛首位女校长福斯特在本科生毕业典礼上致辞："做你热爱的工作吧！如果你一半以上清醒的时间都在做你不热爱的工作，就很难有幸福可言。"

　　所以，热爱是一切力量的源泉，它使职业从有趣演变为人生的志趣，是事业成功的基础。

二、职业兴趣的作用

　　兴趣是职业选择的重要依据，职业兴趣在职业活动中起着举足轻重的作用。只要不断培养自己的职业兴趣，就能在从事职业活动的过程中提高效率并获得更多的愉悦。

课堂互动

　　请将下列人物与其职业兴趣、主要成就连线：

人物	职业兴趣领域	主要成就
古道尔	中医药学	微软公司
施特劳斯	建筑学	《蓝色多瑙河》
比尔·盖茨	圆舞曲	《我在黑猩猩中的生活》
熊继柏	计算机软件开发	《内经理论精要》
林徽因	生物学	参与国徽和人民英雄纪念碑设计

（一）职业兴趣影响职业的定向和选择

人的早期兴趣对其未来的职业活动起着准备作用，许多人日后的职业选择正是其早期兴趣影响的结果。职业兴趣不仅使人对某种职业具有向往的情感，而且对人的行为产生定向作用，使人据此去选择某种职业，并以从事这种职业为快乐。在求职的过程中，人们常常以是否对某工作有兴趣为参考条件之一。一旦对某职业有浓厚的兴趣，人们就会坚定地追求这一职业并尽心尽力地工作。

 案例 2 – 5

李时珍的选择

在李时珍三四岁的时候，他便和母亲一起到后院给草药浇水、施肥，还不时地问这问那。很快他就了解了各种药物的形态和药性，也对医学产生了浓厚的兴趣。长大后，李时珍决定编写《本草纲目》，于是他远离家乡，到外地考察。一路上，李时珍不断地向农民、猎人、樵夫、药农、工匠等请教，广泛收集民间偏方、秘方，并记录下来。每到一处，他都认真考察当地的特产药物，收集有价值的标本。对医学的兴趣，促使李时珍不怕千难万险，把一生的心血都凝结在《本草纲目》里。

罗大佑的自述

在我成长的环境中，医学是很重要的一课。爸爸是医师，妈妈是护士，姐姐是药剂师，哥哥则是牛津大学的心脏医学博士，所以家人谈话常以医学为中心。但我与音乐更早就有接触，小时候学过钢琴，也很喜欢听歌，无论西洋歌曲、日本歌曲，一直都很有兴趣。家人不让我放弃行医，我就一边当医师，一边搞音乐。我觉得跟音乐有一种契合感，在音乐方面的发展可能会比较大一点，所以最后就闹革命。我跟爸爸说："如果再逼我回来当医师，我就跟你脱离父子关系。"后来我终于走出自己的路。

说一说：是什么原因让李时珍和罗大佑做出了不同的职业选择呢？

（二）职业兴趣促进智力开发和潜能的挖掘

在职业活动中，兴趣能发挥个体的主动性和创造性，开发个体的潜能，使个体取得新的发现、新的成果，在职场中有出色表现。一个人如果对某种职业感兴趣，他在学习和工作中就能全神贯注、积极热情，并富有创造性地完成工作，这样必然能促进智力的开发及潜能的挖掘。

 案例 2 – 6

在研究鸡瘟中提出免疫学说

巴斯德是法国医学家，被称为微生物学奠基人。1880 年，巴黎郊区发生鸡瘟，上千的鸡群不到三天就死去大半，农民心急如焚。巴斯德闻讯赶到现场。为了找到病因，他把病鸡的内脏放在肉汤中培养，发现并提取出其中的微粒，将这些微粒给兔子接种后，这些小动物也很快死掉。但是经过几代培养之后，这些微粒发生了奇怪的变化，不但不再致病，还能防病，使被接种的机体产生了抗病能力，即免疫能力。这就是免疫学说的起源。

（三）职业兴趣能提高工作效率

据研究，一个人怀着兴趣从事工作，能发挥全部才能的 80% ~ 90%，而且在工作过程中，能够有主动性、创造性，效率高，不易疲劳。相反，从事自己无兴趣的工作，只能发挥人全部才能的 20% ~ 30%，且在工作时表现被动，效率低。

 名言点击

> 任何科学研究，最重要的是要看对自己所从事的工作有没有兴趣。换句话说，也就是有没有事业心，这不能有丝毫的强迫。比如搞物理实验，因为我有兴趣，我可以两天两夜甚至三天三夜待在实验室里，守在仪器旁，我迫切地需要我所要探索的东西。
>
> ——诺贝尔奖获得者丁肇中教授

职业兴趣还可以使人更快地熟悉并适应职业环境和职业角色，增强人的职业适应性和稳定性。如果试着将自己的兴趣爱好与所从事的工作结合起来，真心热爱自己所从事的职业，那么你就会感受到工作所带来的快乐，快乐地工作才是提高工作效率的有效途径。

三、职业兴趣的类型

职业兴趣是职业选择中最重要的因素，不同职业需要不同的职业兴趣。由于各种职业的工作性质、社会责任不同，职业兴趣也不尽相同。对职业兴趣以及相对应的职业类型划分的研究由来已久，其中影响最大的要属美国心理学家、职业指导专家霍兰德的相关理论。霍兰德把职业兴趣分为六种类型，分别为：现实型、研究型、艺术型、社会型、企业型、常规型（表 2 - 1）。

表 2 - 1　霍兰德六种职业兴趣类型

职业兴趣类型	共同特征	典型职业
现实型	①愿意使用工具从事操作性工作；②动手能力强，做事手脚灵活，动作协调；③不善言辞，缺乏社交能力，通常喜欢独立做事	计算机硬件人员、摄影师、制图员、机械装配工、木匠、厨师、技工、修理工、农民
研究型	①抽象思维能力强，求知欲强，肯动脑，善思考，不愿动手；②喜欢独立的和富有创造性的工作；③知识渊博，有学识才能，不善于领导他人	科学研究人员、教师、工程师、电脑编程人员、医生、系统分析员

续表

职业兴趣类型	共同特征	典型职业
艺术型	①有创造力，渴望表现自己的个性，实现自身的价值；②做事理想化，追求完美，不重实际；③具有一定的艺术才能和个性	演员、导演、艺术设计师、雕刻家、建筑师、摄影家、广告制作人、歌唱家、作曲家、乐队指挥、小说家、诗人、剧作家
社会型	①喜欢从事为他人服务和教育他人的工作；②关心社会问题，渴望发挥自己的社会作用；③寻求广泛的人际关系，比较看重社会义务和社会道德	教师、教育行政人员、咨询人员、公关人员、律师、科技推广人员、医生、护士
企业型	①追求权力、权威和物质财富，具有领导才能；②喜欢竞争，敢冒风险，有野心和抱负；③为人务实，做事有较强的目的性	项目经理、销售人员、营销管理人员、政府官员、企业领导、法官、律师
常规型	①喜欢按计划办事，习惯接受他人的指挥和领导，自己不谋求领导职务；②喜欢关注实际和细节情况，通常较为谨慎和保守，缺乏创造性；③不喜欢冒险和竞争，富有自我牺牲精神	邮件分类、档案管理、统计、秘书、记事员、会计、行政助理、图书馆管理员、出纳员、打字员、投资分析员

在职业兴趣测试的帮助下，个体可以清晰地了解自己的职业兴趣类型和在职业选择中的主观倾向，从而在纷繁的职业机会中找寻到最适合自己的职业，避免职业选择中的盲目行为。尤其是对于刚毕业的学生和缺乏职业经验的人，霍兰德的职业兴趣理论可以帮助其做好职业选择和职业设计，成功地进行职业调整，从整体上认识和发展自己的职业能力。

职业兴趣类型没有好坏之分，每种类型都有适合自己类型特点的工作环境，每种类型也都有自己的特点和不足。我们需要做到的是了解自己的兴趣特点，扬长补短。

四、医学生职业兴趣的培养

现实生活中，我们可以凭兴趣寻找自己喜欢的职业。但由于种种客观因素，许多时候兴趣和职业不相匹配，怎么办呢？职业与个人的兴趣不相吻合也不要紧，因为兴趣不是固定不变的，可以在专业学习和社会实践活动中通过自己的主观努力去调适培养。

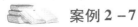 案例 2 – 7

"当初，我报考四川农业大学填的是土地管理专业，收到的录取通知书上是动物医学专业。我本能地排斥兽医，大一大二过得消极。每次假期回老家，我最怕当地的邻居问读的什么专业，觉得说兽医很难启齿。快到大三了，觉得要是再不学好专业知识，可能毕业后连工作都找不到。"四川农业大学动物医学院黄小波副教授讲述着自己的经历。

大三的一次实习完全改变了黄小波。那是在一个公司的养猪场，一头母猪产后瘫痪，完全站不起来了，他自告奋勇地请求去治疗这头猪。场里的农民工们听说有人要给猪输液时，很好奇地围了过来，调侃着说："'眼镜'，你行不行哦，还要给猪输液啊？"当时他也是大姑娘出嫁——头一回，只能硬着头皮上。黄小波尝试按书上推荐的治疗方案，买了葡萄糖酸钙、青霉素等药物，在猪耳静脉处扎针输液。两天后，瘫痪的母猪奇迹般地站起来了。他第一次感受到专业的成就感，第一次体会到知识的力量，从此便对专业产生了浓厚兴趣。

如今，黄小波满意地笑着说："动物医学，最好的专业啊！"

我们要想在将来纷繁复杂的择业竞争中找到自己的位置，并取得成功，从现在开始就应该立足医学专业，放眼未来，主动适应社会，自觉培养自己的职业兴趣。

（一）不同的职业需要不同的职业兴趣

不同的职业需要不同的职业兴趣，各种职业的工作性质、社会责任、工作内容、工作方式、服务对象和服务手段不同，对从业者兴趣也存在着不同的要求。

课堂互动

①动物管理员的工作片段：动物管理员正用嘴叼着血淋淋的肉喂食小狼，并有意识地与它们厮打，培养其野性。

②医生的工作片段：医生正在为病人做仔细的检查。

比一比：动物管理员与医生的职业对从业者兴趣的要求一样吗，分别是什么，为什么不同？

（二）从所学医学专业出发培养职业兴趣

1. 从所学医学专业出发培养职业兴趣的意义　医学生对所学专业工作的理解和热爱不仅影响其工作积极性和工作效率，更影响到未来良好医患关系的建立。所以，在校医学生能够通过了解所学专业，感悟职业乐趣对其日后提高工作效率、改善医患关系有着重要意义。

2. 医学生从专业出发培养职业兴趣的方法　每一个专业都面临着庞大的职业群，作为一名医学生，只有了解自己所学专业对从业者职业兴趣的要求，才能在与自身比较的基础上找出优势、找出差距、定出措施，有计划地去培养自己的职业兴趣。那么，面对医学事业的发展变化，医学生应该怎样去培养和调适自己的职业兴趣呢？

（1）收集医药职业信息，探索职业乐趣。当一个人选择了陌生的领域来开展自己的职业活动，那么对于该领域、该专业的信息收集就成为他必不可少的一门功课。例如有的人立志学医，是在了解了从医"治病救人"的重要意义后而产生的兴趣。只有更真切地了解到自己从业领域的实际情况，才可能培养起探索未来职业的好奇心、信心和激情。同时，全面、系统地了解所学医学专业的就业形势、就业制度和执业资格制度等职业信息，已经成为在校医学生科学进行职业生涯规划的重要前提。

中国生物医药产业挑战与机遇共存

"十二五"期间，中国生物医药产业将会呈现以下特点：

● 生物制品成为投资热点：国务院于 2012 年 7 月正式印发《"十二五"国家战略性新兴产业发展规划》（以下简称《规划》）之后，长期以来广受关注的生物医药产业再一次成为地方政府发展热点，疫苗、基因工程、检测试剂等成为社会资本重点关注领域。

● 良好发展态势有望延续：围绕《规划》的出台，从重大新药创制科技专项到细化行业的《药品注册管理办法》《医疗器械新管理办法》等政策的逐步实施与深化，以及各地的生物医药扶持政策等，将极大促进中国生物医药产业发展。

● 药物创新实现重大进展：《规划》对生物医药产业创新能力建设给予特别关注，提出了具体的发展目标和扶持策略，这都突出体现了国家加快技术、人才、资金等资源向生物医药产业的集聚。

（2）学好医学专业课程，激发职业兴趣。中职医学生正处于职业兴趣的探索阶段，医学知识和医疗技能的学习可以让同学们对医疗卫生事业本身有深刻的认识和了解，发现并培养职业兴趣。其中，积极参加医疗实践活动，在学习、实训和实践中加强锻炼是至关重要的。当一个人体验到职业的乐趣，他才能在实际工作中努力发挥主动性和创造力，从而不断取得新成绩，增强成就感。这种成功的体验将会成为激发医学生职业兴趣新的动力和能量。

职场链接

一名见习生在《医院护理见习实习报告》中这样写道："通过 1 个月的见习，我觉得既起到了早期接触临床的桥梁作用，又增进了临床思维能力和动手能力的培养，增强了信心。①重新认识了护士这个职业的崇高。护士不但要不停地在病房巡视，还要给病人扎针换药，按时交接班，把自己的活力完全展现在病房内外，把自己的能量连同微笑毫无保留地奉献给病人。②开拓了眼界，增长了见识。见习期间，我细心听取老师的讲解，了解、观摩并实践了多种医疗操作，比如体重、血压、呼吸、脉搏、体温等等生命体征测定。③对医护配合的整体护理有了一定的理解。护士与病人接触时间最多，将病人的病情变化、药物反应、治疗上的问题等及时向医生报告，会方便医生及时处理。这既改变了多年来护士执行医嘱的简单被动局面，又提高了护理服务的质量。"

（3）加强医药职业认识，培养广泛而有中心的职业兴趣。在所学专业对应的职业群中，有的同学对许多职业都有兴趣，有的同学却找不到自己感兴趣的职业。为什么会这样？主要是由于我们对于这些职业还不够了解。现代社会要求人的职业应该是广泛兴趣与中心兴趣相结合。因为广泛的职业兴趣能减少人们在职业选择上受到的限制，在职业有变动时也能较快地适应新的职业，但要切忌被动多变，过去的兴趣不断由新兴趣代替，这样将一事无成。随着对医药职业认识的深入，同学们对某项职业的中心兴趣会逐渐形成，进而对从事这一职业十分向往，并希望体验到快乐，这就形成了比较稳定的中心兴趣。中心兴趣能使人专注于自己的本职工作，在深入研究的基础上，容易有所发展或成就一番事业。

 课堂互动

汉代著名科学家张衡对数学、机械学、地理学都有兴趣，还是东汉六大画家之一，但他的中心兴趣却是天文学和地震学。他发明浑天仪和地动仪，对世界天文学和地震学研究做出了卓越贡献。祖冲之喜欢研究数学、天文、历法、哲学、文学，乃至音乐，但他以数学为中心兴趣，最杰出的贡献是求得了相当准确的圆周率。

阅读上面的事例后，你认为应如何把医学作为自己的中心兴趣来培养呢？

第一，请大声朗读今后努力的方向。①加强人文知识的积累，学会关心人、尊重人，培养人道主义精神；②抓住医疗实践的机会，培养自己的动手能力，加深对医药领域的认识；③参与形式多样的人文活动和职业竞赛，增强对医学的探索意识和职业意识；④注重身体锻炼，培养热爱生活的态度，为从业做好体能的积累。

第二，根据自己的实际情况，从上述四个方向中选定努力的目标并订出可行的计划。

（4）了解医学界成功人士，体验职业情感。有强烈职业情感的人，能够从内心产生一种对自己所从事职业的需求意识和深刻理解，因而无限热爱自己的职业和岗位。医学领域模范人物的人生经历将会让同学们体会到老前辈们对医疗事业的满腔热忱、执著追求和强烈的职业责任意识，可以帮助医学生更深刻地从社会意义和性质上去认识职业，培养起积极的职业情感。

根据美国著名心理学家马斯洛"需要层次论"，可以将职业情感分为三种层次。第一层次是职业认同感：一种职业只有提供了最基本的工资待遇、生活福利等生存保障资源，这种职业才能被人们所接受；第二层次是职业荣誉感：一种职业只有被社会大众所称道，并形成良好的职业舆论与环境氛围，才会从情感上产生对这种职业的归属感和荣誉感；第三层次是职业敬业感：当我们把职业当成志趣去重视它、热爱它，把它视作深化、拓宽自身阅历的途径，才能时刻保持昂扬的精神状态，才能最大程度地发挥个体潜能，这是最高层次上的职业情感。

课堂互动

宣读"南丁格尔誓言",体验职业情感。

"余谨以至诚,于上帝及会众面前宣誓:终身纯洁,忠贞职守,尽力提高护理之标准;勿为有损之事,勿取服或故用有害之药;慎守病人家务及秘密,竭诚协助医生之诊治,务谋病者之福利。谨誓!"

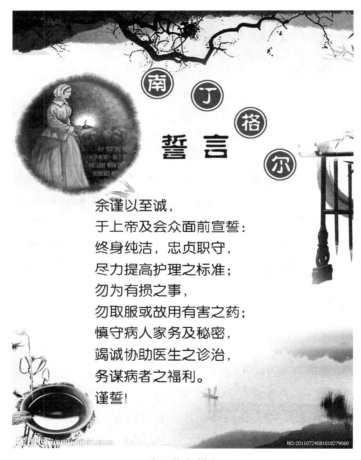

南丁格尔誓言

第三节 塑造职业性格,积极服务社会

不同的职业对从业者的性格要求也不同,有的职业要求从业人员偏向于内向型性格,有的职业要求从业人员偏向于外向型性格。那么,怎样才能让个性为我们的职业发展服务呢?这就要求我们在选择职业时充分考虑自身的性格因素。心理学家告诉我们,根据性格选择职业,能使自己的行为方式与职业工作相吻合,从而更积极主动地发挥聪

明才智，高效率地完成本职工作。

一、职业性格的涵义

性格因人而异。有的人开朗、活泼、热情；有的人则深沉、内向、多思。不同的性格有各自的优势，又有各自的不足。人们常说"性格决定命运"。大千世界，芸芸众生，性格差异正是导致每个人具有不同命运的原因之一。人们会在长期的职业活动中形成各具特色的职业性格。

职业性格是指人们在长期特定的职业生活中所形成的与职业相联系的、稳定的心理特征。

名言点击

播下一种行动，你将收获一种习惯；

播下一种习惯，你将收获一种性格；

播下一种性格，你将收获一种命运。

能适应职业要求的人，谋求职业岗位的机会就多，工作起来就会得心应手、心情舒畅，容易取得成功。如果性格与职业不相适应，就会阻碍工作的顺利进展，让从业者感到倦怠，缺乏兴趣，力不从心。所以，要做好本职工作，就要尽可能使自己的性格符合职业要求。在现今的职场中，因性格与职业的选择发生错位而导致职业的失败，已逐渐成为职场人士面临的严峻问题。因此，我们只有在生活、学习、实践以及未来的工作中不断调适和完善自己的性格，才能使自己成为一个合格的职业人。

二、职业性格的类型

就人的职业性格而言，不能仅仅以内向或外向来划分。事实上，大多数的人，并不只是单独具有某一种职业性格，而是兼有多种职业性格。同样，某一职业要求从业者具有的性格类型也不仅仅就是其中单纯的一种。根据职业与性格的关系，研究人员将职业性格分为九种基本类型。

（一）变化型

能够在新的或意外的工作情境中感到愉快，喜欢变化性的工作，能够适应多样化的工作环境，善于转移注意力。适合的职业有记者、推销员、演员等。

（二）重复型

喜欢连续不断地从事同样的工作，喜欢按照别人安排好的工作计划或进度办事，喜欢重复的、有规律的、有标准的职业。适合的职业有纺织工、机床工、印刷工、电影放映员等。

（三）服从型

喜欢配合别人或按照别人的指示去办事，不愿意自己独立作出决策，不喜欢承担责任。适合的职业有办公室职员、秘书、翻译等。

（四）独立型

喜欢计划自己的活动并指导别人的活动，喜欢对将要发生的事情作出决定，在独立的或负有责任的工作中感到愉快。适合的职业有管理人员、律师、警察、侦察员等。

（五）协作型

在与人协同工作时感到愉快，善于引导别人，并想得到同事们的喜欢。适合的职业有办公室职员、秘书、翻译等。

（六）劝服型

通过谈话或写作等使别人同意自己的观点，对别人的反应有较强的判断力，并善于影响别人的态度和观点。适合的职业有辅导员、行政人员、宣传工作者、作家等。

（七）机智型

在紧张和危险的情况下，能自我控制、沉着应付，发生意外和差错时不慌不忙，出色地完成任务。适合的职业有驾驶员、飞行员、警察、消防员、救生员等。

（八）自我表现型

喜欢表现自己的爱好和个性，根据自己的感情做出选择，能通过自己的工作来表现自己的思想。适合的职业有演员、诗人、音乐家、画家等。

（九）严谨型

注重工作过程中各个环节、细节的精确性。愿意按一套规划和步骤将工作尽可能做得完美，倾向于严格、努力地工作以看到自己出色完成工作的效果。适合的职业有会计、出纳员、统计员、校对员、图书档案管理员、打字员等。

三、职业对从业者性格的要求

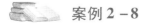 案例 2-8

　　傅雷是我国著名的翻译家，他的译作《艺术哲学》《传记五种》《约翰·克利斯朵夫》等在我国读者中具有广泛的影响，后来出版的《傅雷家书》也经久不衰，深受读者喜爱。但傅雷的性格却比较复杂，可以概括为：孤僻、

高傲、耿直、极端认真且疾恶如仇。即使在傅雷功成名就之后，他性格的某些方面在常人看来也还是有些"怪"，甚至是不通人情的。比如他的办事认真、有条有理到了令人难以接受的程度。他规定几点钟工作，几点钟休息，几点钟吃饭，都是准时的。就人与人和谐相处而言，傅雷的性格或许只能打 60 分，但从事业的角度看，他的性格却又是一个难得的长处，使他能够极其认真地对待工作，独立思考，敢于蔑视庸常，一丝不苟，决不向任何错误、歪曲和混淆黑白的思想低头，这正是著书译书者最可贵的品格。可见，傅雷选择了闭门译书为职业，正是将他的性格和职业很好地结合在了一起。

（一）不同职业需要不同的性格

职业性格是在特定的职业实践活动中形成和培养起来的，具有稳定性。人长期从事某种特定职业，社会要求他反复扮演某种角色，以适应自己的职业活动，从而发展为不同的职业性格。职业心理学家研究表明，性格影响着一个人对职业的适应性，不同的职业对从业者的性格有不同的要求，不同的性格要选择不同的职业或岗位。例如，作为医生，要有救死扶伤的人道主义品质，和精益求精、一丝不苟的工作态度；工程技术人员要有创新精神和刻苦耐劳的品质；管理干部要有宽广的胸怀，能用人之长、容人之过，要关心下属。

（二）职业性格的形成和调适培养

"播种性格，收获命运"这句谚语说的是性格影响人生，而职业性格也同样影响职业的成败。每一个职业成功的人，都达到了职业性格与职业要求的相适应。但是，许多人的性格一开始并不是一定完全适应职业的要求。正如外科医生应该具有沉着冷静的性格特征，但并不是所有学习外科的人一开始都具有这样的性格特征。那么，他们是怎样适应工作需要的呢？这就要求自己有目的、有意识地调适，逐渐使原有不适应职业要求的性格特征，如冲动、急躁、粗心等得到改变，最终达到与职业要求相适应。俄国教育家乌申斯基认为，人的自我修养、自我教育是性格形成的基本条件之一；我国古人也主张"吾日三省吾身"。可以说，没有自我的严格要求，就没有性格的培养和调适。

知识链接

美国科学家富兰克林在年轻时就下决心，要"客服一切坏的自然倾向、习惯或伙伴的吸引"。为此，他给自己制订了一项包括 13 个项目的性格修养计划，即节制、静默、守纪律、果断、俭约、勤勉、真诚、公平、稳健、整洁、宁静、坚贞和谦逊。为了监督自己逐条执行，他将这些内容记录在小本子上，画出七行空格，每晚自我反省一番。如果日间犯了某一种过失，就在相应的空格上记下一个黑点。他希望通过长年累月的自我反省、自我要求，能够完全消灭那些黑点。后来，他终于实现了自己的目标。

我们可以在生活、学习、工作、对人对己的思想行为方面，通过自我分析、自我评价、自我监督、自我誓约等方式来自我要求、自我教育。例如，语言粗野的同学，要自觉净化自己的日常用语；行为粗暴的同学，要自觉培养自己的文明举止；爱发脾气的同学，要提醒自己要"制怒"；行为散漫的同学，要处处记住纪律的要求……通过严格要求自己，最终提高自己的职业素质，养成良好的职业性格。

四、医学生职业性格培养的内容和方法

（一）医学生职业性格培养的内容

1. 正确的医学职业观念　职业观念是人们对职业活动的认识、看法和观点，是一个人的世界观、人生观、价值观在职业生涯中的反映。正确的医学职业观念是医学职业性格的核心，它对学生的发展起着重要的导向作用，有利于学生树立正确的职业价值观和良好的医学职业道德。当代医学生只有在正确的职业观念的引导下，才能坚定专业思想，在工作中严于律己，精益求精，全心全意为病人服务，从而促进医疗卫生事业的发展。

■ 课堂互动

　　我国古时候的老中医，在弟子满师时，要送两件礼物给弟子，即一把雨伞和一盏灯笼。其寓意何在呢？

　　同学 A：意在教育弟子看病要风雨无阻，体现了医生救死扶伤的职业精神。

　　同学 B：意在教育弟子看病要不分昼夜，体现了医生一切以病人为中心的职业道德。

　　同学 C：意在让弟子照顾好自己，体现了老师对学生的关爱之情。

　　选一选：你同意以上哪个同学的观点呢？

2. 良好的医学职业性格　随着现代医学的发展，在具体的临床工作中，医务人员每天接触各种患者，医生不仅要治疗患者身体上的疾病，同时也要治愈其心灵上的疾病。所以，作为未来的医务工作者，不仅有精湛的医护技术，还要有对待患者的爱心、关心和耐心，要有救死扶伤的人道主义品质，要有精益求精、一丝不苟的工作态度和高度的责任感。在校期间医学生就应该注重职业性格的培养，将"职业的敏感性、沉着的应急心理、救死扶伤的精神"转化为自觉的行为，这样才能在今后的医疗工作中得心应手，救病人于危难。

3. 稳定的医学职业心理　稳定的职业心理是指具有较强的职业自尊和职业竞争心理，能够正确对待职业过程中的困难和挫折，能够不断促进自身在职业中的健康发展。稳定的医学职业心理就是对医学工作有着执著的追求和热爱，能够满腔热情地

对待病人、对待同事，能够以平和的心态对待工作中的各种苦难，能够冷静地分析工作中的得与失，能够不断克服自己的不足，促进人格的完善和医疗技术水平的提高。

（二）医学生职业性格培养的方法

1. 培养良好的职业习惯，塑造职业性格。性格是比较稳定的心理特征，需要一个较长的培养过程，医学生只有立足所学专业，以所学专业对应的职业群对从业者的要求为目标，制订措施，培养良好的习惯，逐步提高自身素质，最终才能使自己的性格符合职业要求。

医学生要充分认识到，在校期间的实验、实训并不仅仅是医学技能的培养过程，更是职业性格养成的必经之路。在实践操作过程中，面对突发事件，我们需要的是高度的职业敏感性，更需要沉着冷静的态度。同时，要将同情心、关爱之心的培养渗透到实验技能的培养过程中，使我们在具备医学技能的同时也充满爱心，怀有对临床工作的热爱和对伤痛病人的关怀。良好的职业习惯是塑造成功职业性格的基础，成功的职业性格是胜任临床岗位，成为合格医学人才的关键。

课堂互动

　　情形一：实验课上，面对小兔子突然心率加快、呼吸急促的现象，张宏同学立即施救，避免了小兔子因心衰而死亡。

　　情形二：实验过程中，因为麻醉药物剂量小，小白鼠阵阵尖叫、四肢乱蹬，同学们或指点说笑或不以为然。

　　互动问题：①如果你碰到这样的情形会怎么处理呢？②情形二中的同学们缺乏了怎样的医学职业性格？

2. 积累知识，优化职业性格。在校学习期间，我们应该加强专业学习和训练，不断提高自身的专业技能，强化动手能力，以适应岗位的要求。在专业知识的积累和专业技能的训练中培养自己的敬业意识、责任意识和诚信意识，优化职业性格。

3. 从小事做起，完善职业性格。古人云："千里之行，始于足下。"把每一件简单的事做好就是不简单；把每一件平凡的事做好就是不平凡。从小事做起，就是要立足本职，认真做好自身所在岗位的每一件具体的工作。不断完善自己的职业性格就是要从小事做起，从点滴做起。在具体的工作中，积极的性格，诸如认真、勤奋、乐观、谦逊和热情无疑能使人更具爱心和进取心，更具魅力和竞争力；反之，如果一个人一味自恃才高而好高骛远，以懒惰、阴郁、自私、狂妄的消极性格对待工作，在本职岗位上缺乏工作的积极性，那么成功也会离之越来越远。

从小事做起，还要注重细节。那么，细节到底是什么呢？细节的实质是一种做事的态度，就是要勤于思考，主动从细微之处找到做事的方法。看不到细节，或者不把细节当回事的人，对工作缺乏认真的态度，对事情只是敷衍了事。这种人无法把工作当做一种乐趣，而只是当做一种不得不受的苦役，因而在工作中缺乏工作热情。他们只能永远做别人分配给他们做的工作，甚至即便这样也不能把事情做好。而考虑到细节、注重细节的人，不仅认真对待工作，将小事做细，而且注重在做事的细节中找到机会，从而使自己走上成功之路。

知识链接

血站血液检测是预防输血传染病的重要环节，最终目的是保证为临床提供安全、有效的血液制品。为保证试验结果的准确性、可靠性，必须坚持检测中全过程的质量控制，以提高血液检测的质量。基层血站检验全过程中易忽视的几点细节包括：①实验室硬件：基层血站实验室普遍存在仪器较落后、更新慢、维护与校正不及时的现象，这就要求实验室人员主观上应及时有效地维护与校正，从而保证各种设备处于最佳状态。②试剂的使用：献血者血液检测的大部分项目都是围绕输血传染病的筛选而展开的，每一项目试剂的选择都应做到有计划、有顺序、严格地选择使用。③人员的培训：培养实验室工作人员严谨的科学态度、良好的质量意识是实验室质量控制的关键。

第四节　提升职业能力

个人能力是否符合职业要求，直接影响其职业生涯的发展。因此，了解自己的能力倾向及不同职业对从业者能力的要求对我们合理进行职业选择具有重大意义。人的能力是有差异的，人与人之间在能力的类型、发展水平、发展速度方面也是有区别的，能力不同的人适合从事的岗位和职业也就各不相同。

一、能力的涵义和分类

（一）能力的涵义

能力是指人们顺利完成某种活动所必须具备的个性心理特征，是人的素质的集中表现和综合表现，直接影响人们的活动效率。

（二）能力的分类

能力有一般能力和特殊能力之分。

1. **一般能力**　一般能力是人们顺利完成各种活动都必须具备的一些基本能力，通常又称为智力，包括注意能力、观察能力、记忆能力、思维能力、想象能力和言语能力等。

2. 特殊能力　特殊能力是指从事某项专业活动的能力，也称为特长，如计算能力、写作能力、语言表达能力、艺术表演能力、管理能力等。如画家的色彩辨别力、形象记忆力；音乐家区别节奏旋律的能力和音乐想象力。特殊能力在职业活动中体现为职业能力。

知识链接

　　一般能力和特殊能力相互联系，构成辩证统一的有机整体。一方面，特殊能力的发展以一般能力的发展为前提，某种一般能力在某种活动领域得到特别的发展，就可能成为特殊能力的组成部分。如国际著名钢琴家朗朗的一般听觉能力运用到音乐领域中，就成为了特殊能力。另一方面，在特殊能力得到发展的同时，也发展了一般能力。如医学检验师在负责检验标本的采集、分离、保存等工作过程中的精细观察能力，有可能迁移到其他活动领域，表现出他的精细观察的特点。

二、职业能力的涵义和构成

（一）职业能力的涵义

　　职业能力是人们从事职业活动所必需的能力，直接影响活动的效率，是使职业活动得以顺利完成的个性心理特征。职业能力是就业的基本条件，是胜任职业岗位工作的基本要求，是个人取得社会认可并谋取更大发展的根本所在。因此，在校学习的中职生首先应尽可能地提高自己的职业能力。

（二）职业能力的构成

　　由于职业能力是多种能力的综合，因此，我们可以把职业能力分为一般职业能力、专业能力和综合能力。

1. 一般职业能力　一般职业能力主要是指一般的学习能力、文字和语言运用能力、数学运用能力、手眼协调能力等。此外，任何职业岗位的工作都需要与人打交道，因此，人际交往能力、团队协作能力、对环境的适应能力，以及遇到挫折时良好的心理承受能力，都是我们在职业活动中不可缺少的能力。

职场链接

团队的力量永远强于个人

　　美国梅奥诊所虽被称为"诊所"，但实际上是一所拥有悠久历史的综合医学中心，是世界著名私立非营利性医疗机构。在其他医院，医生可能不太愿意承认自己在知识结构方面有缺陷，而在梅奥医院，情况完全不同。为了给病人治好病，梅奥医院会组织所需的各种专家和资源。如果某位医生在诊治过程中遇到了难题，需要其他医生参与治疗，他会坦率地把这一情况告诉病人。这样，参与诊治的医生就能相互交流，并与病人沟通，让患者实实在在地感到医生们是在相互协作为自己诊治，而不是把自己从一个医生推向另一个医生。梅奥医院显然不鼓励明星制度，而是始终淡化个人成就，突出医院的集体成就。

2. 专业能力 专业能力是指具体的、专门化的、针对某一特定工作的基本技能。例如，钢琴家的演奏能力、律师的辩护能力、教师的教学能力、外科医生做手术的能力等。这些需要通过教育或者培训才能获得的特殊知识或能力，又被称为知识技能。

案例 2 - 9

华佗医术十分精湛，被后世尊为"外科鼻祖"。他不但精通方药，而且在针术和灸法上的造诣也十分令人钦佩。他每次在使用灸法的时候，不过取一两个穴位，灸上七八壮，病人就痊愈了。

如果有病邪郁结在体内，针药都不能直接达到，他就采用外科手术的方法祛除病患。他所使用的"麻沸散"是世界史上最早的麻醉剂。华佗采用酒服"麻沸散"施行腹部手术，开创了全身麻醉手术的先例。这种全身麻醉手术，在我国医学史上是空前的，在世界医学史上也是罕见的创举。

华佗在医疗体育和日常保健方面也有着重要贡献，创立了著名的五禽戏，还善于运用心理疗法治病。

3. 职业综合能力 现代社会对从业者的要求越来越高，拥有综合职业能力才可以取胜于职场。这就要求从业者不但要具备跨岗位、跨行业的专业能力，如计算机应用能力、外语运用能力，还要求从业者具备掌握制订工作计划并独立决策和实施的能力，更要求从业者在工作中能够协同他人共同完成工作，对他人公正宽容，具有准确裁定事物的判断力和自律能力等。

三、医学生怎样提升职业能力

职业能力是从业者行走职场、走向成功的基础。一定的医疗职业能力是医务人员做好本职工作的必要保证，也是个人职业成功的前提。对于一名医学生而言，他的医学专业能力越强，医疗技能越娴熟，综合素质越高，那么他获得成功的机会就越多。

（一）知识技能

构建合理的医学知识结构，并将知识与社会需要的能力统一起来，提升医学知识技能和学习创新能力。

职业能力获得的基础在于掌握必需的专业理论知识，所以课堂学习是培养知识技能不可缺少的重要渠道。卫生职业学校的学生应该以市场需求为导向，重视医学专业理论知识的掌握，以勤奋踏实的态度，积极理解消化医疗行业的新理念、新技术、新流程和新配方，为职业生涯打下坚实的理论知识功底。同时，医学生还应该根据所学专业对应的职业群的需要，抓紧时间积极考取职业证书。

（二）社会能力

注重医学实践，善与他人合作，培养适应社会、融入社会的能力。

一些医疗单位对应届毕业生表示出冷淡，其中一个重要原因就是刚毕业的学生缺乏工作经历与生活经验，角色转换慢，适应过程长，这就需要我们卫生职业学校的学生在就业前就注重培养自身适应社会、融入社会的能力。

课堂互动

张丽和赵霞是某中等卫生职业学校护理班的同班同学，两个人被分配到同一所医院实习，但实习结束后带队老师却对她们做出了不同的评价。下面我们先来看看二人的实习表现：

张丽第一天实习就迟到了，趁同事们不注意经常躲在护士站里玩手机，对护士长安排的工作总是很不情愿地接受，值夜班时更是满腹牢骚。当别人批评她不够勤快时，她也总是说："我是新人，犯错误在所难免，有的是学习的机会，年轻就是本钱！"相比之下，赵霞则总是面带微笑，少说话、多做事，自己当班时早早地将护士站的卫生打扫好，并将暖壶注满水。遇到不懂的问题就翻阅课本或向有经验的同事请教。由于是新手，刚开始输液时由于紧张也难免遭受患者的埋怨，但她总是虚心而耐心地接受，并对病人给予一定的安慰。半个月后赵霞已经能够很轻松地为患者服务并受到大家的好评。

实习结束后，医院根据个人表现和能力，和赵霞签订了劳动合同。在赵霞顺利就业的同时，张丽却开始四处找工作并不断跳槽。

● 活动一：阅读上述材料，以小组为单位分配角色模拟张丽和赵霞的实习表现。

● 活动二：观看同学的表演后回答问题。①你欣赏谁的实习表现呢？②张丽需要改正哪些不足呢？③赵霞的哪些品行值得我们借鉴和学习？④你认为赵霞通过实习提高了自身的哪些职业能力呢？

在医护实践过程中，医学生真正置身于社会去发现、思考、处理问题，既是对医学专业能力的应用检验，更是对专业情感、社会责任感的锤炼和提升，是学生完善自我、发展自我的极好机会。借助医疗单位的实践平台，可以提高医学生的组织管理能力、心理承受能力、人际交往能力和应变能力等。

此外，社会实践还可以使医学生了解到医疗卫生领域的就业环境、政策和形势等，有利于学生找到与自己的知识水平、性格特征和能力素质等相匹配的职业。因此，在不影响医学专业知识学习的基础上，大胆走向社会，参与包括兼职在内的社会活动，是在校医学生提升自身就业能力和尽快适应社会的有效途径。

职场链接

先做八戒，再做悟空

像孙悟空才华横溢固然好，但年轻气盛，听不得半点批评，却是新人在职场的一大忌讳。用人单位对待新人，不可能让你刚入职场便去"打天下，创佳绩"，而是最希望你能成为一个好的辅助者。八戒拥有无比的亲和力，容易管理，而且心平气和，任劳任怨，使原本枯燥的取经生活充满乐趣。新人做到这些，那就成功了。等人脉丰富了，技能学好了，再变身为孙悟空，显示上天入地的本领，你的职业生涯一定充满机遇。

（三）综合竞争能力

医学生要培养竞争能力，运用综合素质取得职场成功。

课堂互动

为了提高竞争能力，建立良好的医患关系，你能做到以下几个方面吗？①从入院那一刻起，我们就要把病人当做一个需要帮助的弱势群体来关注，帮助他们尽快熟悉环境及周围的人；②对他们提出的问题耐心解答；③多与他们沟通交流，给予他们足够的心理支持与心理疏导，帮助他们树立战胜疾病的信心；④刻苦学习，提高专业水平，以娴熟的技术服务病人。

21世纪是竞争的时代，树立竞争意识、增强综合竞争能力是医学生的必修课。医务人员只有具备敏锐的观察能力、开阔的思维能力、流畅的表达能力和熟练的实际操作能力才能真正在医疗职场上游刃有余地开展工作，服务于患者。另外，良好的沟通能力和团队精神，善于根据具体情况来预见患者的需要，善于主动与患者进行情感交流，善于进行人性化的护理，都是提高医疗质量、建立良好医患关系的前提和保障。

职场链接

人性化的护理要求以人为本，关爱生命的健康。

● 营造人性化的环境。医院和病房应努力营造一种充满人情味的、尽可能体现家庭式的温馨和舒适的环境。一切本着方便病人出发，从细微之处入手。

经典案例：从医院里的公共场所到检查室和实验室，梅奥医院在设计上尽可能不造成拥挤，方便病人认路，并为病人家属提供膳宿。梅奥医院Scottsdale分院的大厅也具有极佳的视觉效果，例如宽敞明亮的大厅，室内的人造瀑布，工艺石雕，以及俯瞰远方绵绵山脉的窗口。

●将人性化融入护理过程。我们的医疗对象首先是"人"，其次才是"病"，因此我们首先要尊重、理解、关怀病人。

经典案例：梅奥医院 Rochester 分院设立了 Karis（希腊语，意指关怀备至）季度奖，专门表彰为病人提供良好服务的员工，可以由同事、病人或家属提名，而且对提名者的身份保密。1999 年的一位获奖者是世界著名的结肠直肠外科医生，取得过多项科研大奖。在颁奖午宴上，他告诉在座的人，在他取得的所有奖项中，他最珍视的就是 Karis 奖。他说："这是我有生以来第一次作为一个真正的好医生获得大奖。"

同步训练

一、单项选择题

1. 中职生刘某经常摆弄一些机器模型，而且技术熟练，他多次参加航模、汽模比赛，都取得了很好的成绩。他今后可能比较适合干的工作是（　　）

    A. 汽车驾驶员　　　　　　　　　B. 记者

    C. 农业技术员　　　　　　　　　D. 演员

2. 职业成功的动力和源泉是（　　）

    A. 职业性格　　　　　　　　　　B. 职业能力

    C. 职业兴趣　　　　　　　　　　D. 职业道德

3. 职业生涯规划的特点是（　　）

    ①可行性　②适时性　③灵活性　④持续性

    A. ①　　　　　　　　　　　　　B. ①②

    C. ①②③　　　　　　　　　　　D. ①②③④

4. 人们常说（　　）决定命运

    A. 能力　　　　　　　　　　　　B. 性格

    C. 习惯　　　　　　　　　　　　D. 机会

5. 人的职业生涯是伴随着社会的发展而进行的历程，人们职业生涯的选择与社会环境的变化有着千丝万缕的联系。这指的是职业生涯具有（　　）的特点

    A. 独特性　　　　　　　　　　　B. 发展性

    C. 互动性　　　　　　　　　　　D. 终身性

6. 直接影响职业活动的效率，使职业活动得以顺利完成的个性心理特征是（　　）

    A. 职业意识　　　　　　　　　　B. 职业能力

    C. 职业兴趣　　　　　　　　　　D. 职业道德

7. 职业能力分为（　　　）

①一般职业能力　②专业能力　③职业综合能力　④人际交往能力

A. ①②
B. ①②④
C. ②③④
D. ①②③

8. 职业兴趣在职业活动中的作用是（　　　）

①影响职业的定向和职业的选择　②促进智力的开发，最大限度地挖掘潜能

③有利于提高工作效率　　　　　④健全职业性格，形成职业能力

A. ①②④
B. ②③④
C. ①②③
D. ①②③④

9. "盛年不重来，一日难再晨。及时当勉励，岁月不待人。"从职业能力形成的角度而言，此诗要求当代中职生（　　　）

①珍惜在校生活，努力学习文化知识和专业知识

②抓紧时间，加强专业技能训练

③抓紧时间，吃喝玩乐

④珍惜在校生活，自觉提高职业能力

A. ①②④
B. ①②③
C. ①③④
D. ②③④

10. 职业兴趣是一个人积极探究某种职业或者从事某种活动所表现出来的（　　　）

A. 心理特征
B. 心理倾向
C. 心理现象
D. 特殊个性倾向

二、判断题

1. 职业兴趣是职业准备的起点，在职业活动中起着重要的作用。（　　　）

2. 有的人天生头脑灵活，有的人天生嗓音好，有的人天生感觉敏锐，所以说人的特殊能力是与生俱来的。（　　　）

3. 正确的职业观念对培养良好的职业性格没有任何作用。（　　　）

4. 职业兴趣能够提高职业稳定性和工作满意度。（　　　）

5. 对于已经专业定向的中职生来说，培养职业兴趣是没有必要的。（　　　）

三、问答题

1. 医学生应该如何从所学专业角度出发培养职业兴趣？

2. 医学生职业性格培养的内容和方法有哪些？

3. 医学生怎样提高职业能力，铸就职场成功？

第三章　就业与职业发展的环境资源

学习目标

①了解家庭环境对个人职业生涯规划的影响。
②了解学校环境对职业生涯的影响，学会主动出击，关注学校就业信息。
③理解社会环境对职业生涯发展的影响。
④理解信息资源和人脉资源对科学地进行职业生涯规划的影响，学会挖掘身边的社会资源，合理规划。

第一节　利用家庭、学校环境准确定位

每一个人的成长都是由内因和外因相互作用所形成的。每一个人所表现出来的外在特征（如性格、兴趣、行为习惯）都会受到家庭环境和学校环境乃至社会环境的影响，在择业方面也会受到这些外部环境的影响和制约。当今社会瞬息万变，如果我们能及时了解行业发展的现状、趋势，以及相应的国家政策和区域优势，我们就能正确地把握人生的航向。因此，客观、理智地了解和分析这些职业生涯环境，对于我们正确地树立职业理想、明确职业目标、规划职业生涯发展路径都有着非常重要的帮助作用。

一、家庭环境分析

任何人的性格和品质的形成及个人的成长都离不开家庭环境的影响。学生在进行职业生涯规划时，考虑更多的是家庭的经济状况、家人期望、家族文化等因素对本人的影响。个人职业发展规划的确立，总是同自身的成长经历和家庭环境相关联的。个人在成长过程中，在不同时期也会根据自己的成长经历和所受教育的情况，不断修正、调整，并最终确立职业理想和职业计划。正确而全面地评估家庭情况才能有针对性地设计适合自己的职业规划。

（一）家庭经济状况对个人职业生涯规划的影响

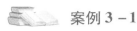 案例 3 - 1

　　　　小乔是广西人，父母在家乡从事小规模的水产养殖。受家庭的影响，小乔从小就了解了一些水产养殖知识。初中毕业后，小乔选择了上中职学校学习水产养殖专业。在校学习期间，小乔学习刻苦，并利用假期给父母帮忙，熟练掌握了水产养殖技术。中职毕业后，小乔觉得干水产养殖一辈子跳不出"农门"，没什么出息，就决定去广州打工。由于专业不对口，小乔在广州并没有找到如意的工作。后来，家乡的水产养殖业越来越红火，成了规模，小乔的父母也有了大的发展，承包了几十亩虾塘。在父母的劝说下，小乔回到了家乡，帮助父母搞起了养殖业。

　　　　随着养虾技术和管理水平的提高，小乔不仅掌管了自己家里的水产养殖，还筹集资金开了水产药品销售店，并且为当地养殖户提供技术咨询服务。后来，他又以自己的技术入股，与别人合作开发虾塘。由于他的技术好，又愿意助人，如今已有几十家养殖户与他合作，养殖面积扩大了几十倍。

　　家庭是人生的重要场所。从家庭条件的角度进行分析并预测自己的职业生涯规划是很有必要的。这包括了家庭的组成、经济条件、社会关系、成员关系等因素，都不可避免地影响着职业生涯的规划和发展，也是职业生涯设计的基础因素。比如，家庭条件不好的学生，应该优先考虑就业，不太适合毕业后立即升学。

　　当然，在进行职业生涯规划时，不应该只考虑家庭条件，还应该充分考虑变化的因素。比如，家里需要负担的人比较多，而赚钱的人少，经济就比较困难，但过了几年之后，赚钱的人就多了，需要负担的人相对减少了，那么家庭条件也会相应改善。

（二）家庭价值观对个人职业生涯规划的影响

　　由于我国传统观念的积淀，子女与父母之间依赖与被依赖、控制与被控制性较强。受其不同情况的影响，学生在择业中的表现不尽相同：有的学生缺乏自主的勇气，依赖父母的经验，选择什么样的职业岗位由父母做主；有的父母怕子女缺乏经验，生活阅历浅，控制子女的择业行为，不允许其自己做主；有的父母支持和鼓励子女主动选择，自己做主，并提供参考意见。这几种影响方式，对学生择业所产生的结果是不同的。尤其是年龄较小的中职学生，对父母的依赖程度或受父母控制的程度更强。也有的学生由于父母的从业境况或能力欠缺等原因，通过较有影响的亲友做主或征求其意见，根据其认同与否来决定自己的择业去向。

　　家族中的成员从事某一些工作或职业，父母会期待孩子也从事某一些工作或职业，这就是家庭价值观的影响。比如，父母是医生，会觉得这个行业不错，就想让孩子也继续在这个行业发展；或者是某个堂兄妹在做教师，觉得没什么发展，于是不想你学习类似的专业；再或者家族里有警察、律师、大夫，恰好没有金融业的，便想让你进入金融行业。

在进行职业生涯规划时，家人的期望、家庭价值观对职业的选择起着决定性的作用，所以在职业规划中，有一个主要的抗争就是自我职业规划与家庭职业规划的抗争。家庭对个人职业生涯规划的影响，主要是父母或长辈因抱有期望而产生的限制。很多例子显示，一些职业发展出现问题的人是有意违抗父母的心愿，选择与"正统"背道而驰的职业道路，结果所从事的工作既没能满足父母的心愿，也不能让自己感到满意。有人被引导与父母竞争，也有人试图弥补父母的失败，还有人选择某个工作领域的原因，是希望借此吸引父母的注意，或让他们感到自豪。很多时候，被认可的心理不仅左右我们对工作的选择，还会导致我们在职业生涯规划上的错误。所以，在职业生涯规划初期，必须与家人进行必要的沟通，以免因家人的不良影响而导致错误的职业生涯选择。

 课堂互动

从很小的时候开始，张毅的父母就苦心栽培他当医生。但是在好不容易念了医学院之后，张毅才发现自己对医学完全不感兴趣，真正吸引他的是有创意的设计性工作。他感到非常苦恼，一方面不忍心违背父母的期望，另一方面难以压抑自己内心的向往。

①如果你是张毅，你会怎么做呢？
②你会试图说服父母吗？
③你觉得怎样说服机会比较大？

（三）家庭文化教育对个人职业生涯规划的影响

大到国家、小到家庭的每个组织都有它固有的文化基因，这个组织内部的所有成员都会受到这种文化氛围的影响，带有明显的组织文化烙印。一个人出生以后第一个接触的组织就是家庭，他的成长受家庭文化的影响深刻而久远。人的社会化，实际上从刚一出生就开始受到家庭文化的熏染，经过长期潜移默化，使人形成一定的世界观、人生观、价值观和行为模式。尽管我们中职生接受了程度不等的教育，但是家庭却在很大程度上对人形成了根本性、长期性的渗透影响。

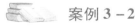 **案例 3-2**

美国一位著名心理学家为了研究母亲对人一生的影响，在全美选出 50 位成功人士，他们都在各自的行业中获得了卓越的成就，同时又选出 50 位有犯罪记录的人，分别去信给他们，请他们谈谈母亲对他们的影响。有两封回信给他的印象最深。一封来自白宫一位著名人士，一封来自监狱一位服刑的犯人。

他们谈的都是同一件事：小时候母亲给他们分苹果。

那位来自监狱的犯人在信中这样写道：小时候，有一天妈妈拿来几个苹果，红红的，大小各不同。我一眼就看见中间的一个又红又大，十分喜欢，非常想要。这时，妈妈把苹果放在桌上，问我和弟弟："你们想要哪个？"我刚想说想要最大最红的一个，这时弟弟抢先说出我想说的话。妈妈听了，瞪了他一眼，责备他说："好孩子要学会把好东西让给别人，不能总想着自己。"

于是，我灵机一动，改口说："妈妈，我想要那个最小的，把大的留给弟弟吧。"

妈妈听了，非常高兴，在我的脸上亲了一下，并把那个又红又大的苹果奖励给我。我得到了我想要的东西，从此，我学会了说谎。以后，我又学会了打架、偷、抢，为了得到想要得到的东西，我不择手段。直到现在，我被送进监狱。

那位来自白宫的著名人士是这样写的：小时候，有一天妈妈拿来几个苹果，红红的，大小各不同。我和弟弟们都争着要大的，妈妈把那个最大最红的苹果举在手中，对我们说："这个苹果最大最红最好吃，谁都想要得到它。很好，现在，让我们来做个比赛，我把门前的草坪分成三块，你们三人一人一块，负责修剪好，谁干得最快最好，谁就有权得到它！"

我们三人比赛除草，结果，我赢了那个最大的苹果。

家庭成员的文化素质和特定的家庭文化氛围直接影响我们中职生的自我价值体系和人才思想素质。一般来讲，家庭成员文化素质较高的家庭里，子女的文化素养较好，基本素质较高，对社会问题的判断和认知也更为客观、准确，待人接物也较为得体。这些家庭出身的孩子在择业方面更多表现出理性和自信，在择业中也较易寻找到适合自己的工作机会。相反，家庭成员文化素质较低的家庭里，子女的文化素养、基本素质会受到影响，具有鲜明的"家庭特征"，对社会规律和社会问题的认知和判断容易形成偏差，在择业、就业的过程中较为容易迷失自己，与匹配的工作失之交臂。

知识链接

在美国，有两个家族都已繁衍了八代子孙。一个家族的始祖是 200 年前康涅狄格州德高望重的著名哲学家嘉纳塞·爱德华。他重视子女的教育，并代代相传，在他的八代子孙中共出了 1 位副总统、1 位外交官、13 位学校院长、103 位学校教授、60 位医生、20 多个议员。在两个世纪中，没有一人被关、被捕、被判刑的。另一个家族的始祖是 200 年前纽约州的马克斯·菜克，他是个臭名昭著的赌棍加酒鬼，开设赌馆，对子女教育不闻不问。在他的八代子孙中有 7 个杀人犯、65 个盗窃犯、324 个乞丐，因狂饮夭亡或成为残废者多达 400 多人。

家庭对我们中职生职业选择的影响是最为直接、最为深刻的。个人职业发展规划的确立，总是同自身的成长经历和家庭环境相关联。个人在成长过程中，也会根据自己的成长经历和所受教育的情况在不同时期不断修正、调整，并最终确立自己的职业理想和职业计划。正确而全面地评估家庭情况有助于我们中职生针对性地设计适合自己的职业生涯规划。

二、学校环境分析

除了家庭，学校也对我们的职业选择起着重要的影响作用，尤其是和我们将来就业直接密切相关的职业院校。一个学校的软硬件环境、专业设置、动手能力培养、社会实践操作、就业情况、社会声誉等因素都是我们需要认真分析、合理利用的宝贵资源。要学会充分利用学校的品牌优势、教学特色和就业市场开拓优势，力争为我们中职生就业构建有利因素。

（一）学校环境对职业生涯的影响

人的一生要经历三个课堂：家庭、学校、社会。兴趣的养成，能力的培养，职业生涯的开端及方向，学校环境都起着决定性的作用。一般来说，学校的传统、专业特色、校友去向会对职业生涯产生比较大的影响。

1. 学校传统对职业生涯的影响 一所学校的传统决定着毕业生的整体面貌，医学生经过在校学习，离开时必然会带着母校的烙印，或认真严谨，或思维开阔，或注重实操。校风会潜移默化地影响一个人的性格，乃至能力、世界观。很难想象一所纪律松散的学校会培养出遵守纪律的毕业生。母校的行为方式更会影响到个人对职业生涯的选择，也会影响用人单位对毕业生的选择。

课堂互动

目前就读的学校是自己选择的吗？（是或不是）

本专业是你自己选择的吗？（是或不是）

你了解现在学习的专业吗？（基本了解、很了解、不了解）

你了解专业对应的产业状况吗？（基本了解、很了解、不了解）

你将来打算从事本专业工作吗？（是或不是）

你自己3年后的目标是什么？（就业、升学、创业）

2. 专业特色对职业生涯的影响 每所学校都有自己的专业特色，所学专业处于学校的不同地位也会对职业生涯产生影响。比如，医药卫生类学校的计算机专业就不会很有优势，而医药卫生类专业，如护士、药剂等专业的学生就会更好地享受到学校的教育资源，学校对学生的培养也会更加专业。用人单位在选用的时候也会考虑到类似的问题。

3. 校友去向对职业生涯的影响 往往会出现这样的情况：往届毕业生带着所在工作单位的人事部门人员回母校招聘。原因很简单，优秀的毕业生会让用人单位对相应的学校产生好感，这表示用人单位对这所学校的教育水平满意，本着节约成本和避免风险的原则，当有用人需求的时候，自然而然会想到优秀人才的母校，以期聘用到同样出色的员工。这样就会给即将毕业的学生带来比其他学校多的就业机会和发展空间。所以，主动求职时，向学长所在单位投出简历，会得到事半功倍的效果。

（二）学校环境有助于职业信息的收集

收集就业信息是学生求职择业前一项重要的基础性任务。高质量的就业信息存在于大量而广泛的信息当中。岗位需求信息，不仅指岗位需求数量、岗位性质，还包括岗位对人的整体素质的要求以及单位的隶属关系、单位性质（指全民所有制单位、集体所有制单位、私营企业、合资或外资企业、政府机关等）、人才结构、发展现状及前景等等。所以，必须充分利用各种渠道，运用各种手段，准确地收集与择业有关的就业信息。随着学生就业模式的改变，就业市场的形成与完善，以及就业中介机构、计算机网络的快速发展，新兴的就业信息源、就业信息传播渠道不断涌现。在层出不穷的渠道中，学校提供的就业信息往往更加准确，更加有效，也更为可信。

1. 学校为毕业生提供了准确、可靠的就业信息。当前，就业形势日趋严峻，各学校都专门设立了专职从事毕业生就业工作的机构，如毕业生就业指导中心、就业工作处或办公室，这些机构既同毕业生就业所涉及的上级主管部门、人才交流机构保持着密切联系，又是用人单位选择毕业生时所依赖的窗口。这些部门所提供的信息，就政策方面而言，无论是全国性的、地方性的或是行业性的，一般都来自政府部门，就岗位信息而言，主要是由用人单位根据学校学科专业设置，向上级人事部门申报的用人计划，其中还包括一些国家下达的指令性就业指标计划等，其准确性、权威性、可信度非一般就业渠道可比。通过这个渠道获取的信息，及时，专业对口性强，成功率高，是毕业生最主要的信息源。

另外，还可以通过学校组织的社会实践和实习获得就业信息。学校的社会实践和实习活动与学生所学的专业知识紧密相连，社会实践和实习有利于毕业生开阔视野，了解单位的需求信息和对毕业生的要求。这样获得的信息准确、可靠，毕业生与实习、实践的单位又有一定沟通，因此在后续应聘时成功率较高。

2. 学生要关注学校的就业信息，学会主动出击。学校的就业资源信息具有很强的实效性，往往只会在特定时间出现，错过了便不会再有。这就要求我们分析好校园资源，提前做好准备。充分利用校园资源，有以下几点需要注意：

（1）提前半年开始留意校园的公告栏。有些用人单位会提前部署招聘计划，在大规模招聘开始前进行适当的接触，会为后续的求职打下良好基础。抓住学长返校的时机，通过他们尽可能地了解本专业的就业方向，也许还能获得就业机会。

（2）对待校园资源，要主动出击。定期去学校的就业主管部门询问不失为一种很好的办法。学校就业科的就业信息具有准确、可靠、多样、具体的特点，是毕业生获取就业信息最直接、最有效、最主要的途径。学校收集的信息都会及时通知下去，或发布在学校网页的就业信息栏中。

第二节　把握社会环境和资源合理规划

有一句广告词非常经典："心有多大，舞台就有多大。"作为新时代的弄潮儿和主角的学生们，从学校的"小舞台"到社会的"大舞台"，是否已经做好了充分的准备？如何在聚光灯下尽情地展示自己的才华和舞姿呢？对于这个"大舞台"，自己又了解多少？越来越多的学生开始进行职业生涯规划，而一份有效的职业生涯规划要求我们全面认识、了解自己，也要清楚地认识外部环境特征，有的放矢地评估职业机会，做好职业生涯规划。为了更好地进行职业选择与职业生涯规划，我们必须对外部社会环境进行分析，准确把握社会资源，通过外部环境分析弄清国家政策、行业发展动态和区域经济发展对职业发展的要求、影响及作用，对各种影响因素加以衡量、评估，并做出反应。同时，要学会准确地洞悉岗位信息，学会利用身边的信息资源和人脉资源，这样我们就能够在就业市场中获得更多的选择机会。

一、社会环境分析

环境是个人职业生涯发展的外部约束条件，只有充分认识到外部条件的影响，个人的职业定位才会更加合理和现实，否则，脱离现实的规划和定位只会给求职者带来打击和失望。所以，在制订个人的职业生涯规划时，要分析环境的特点，环境的发展变化，自己与环境的关系，自己在特定环境中的地位，环境对自己提出的要求或挑战，以及环境对自己的有利条件与不利条件等。

（一）国家政策分析

要了解国家及地方有关政策对行业的影响，要明确一定时期内对某行业是鼓励、扶持，还是制约、限制。我国的"十二五"规划明确提出要完善基本医疗卫生制度，按照保基本、强基层、建机制的要求，增加财政投入，深化医药卫生体制改革，建立健全基本医疗卫生制度，加快医疗卫生事业发展，优先满足群众基本医疗卫生需求。其中分别提到了加强公共卫生服务体系建设，加强城乡医疗服务体系建设，健全医疗保障体系，完善药品供应保障体系，积极稳妥推进公立医院改革，支持中医药事业发展。

在这样一个环境下，必然会需要大量的医护人才，这也就为我们提供了很好的就业前景。我们可以仔细分析，找到自己职业发展的切入点。

（二）行业发展动向分析

具体来讲，在进行职业生涯规划时我们更注重社会环境在具体行业、职业上的体现，将社会环境具体到目标行业，在进行分析时更具操作性。随着科技和社会文明的不断前进，大部分行业都会经历产生、发展、成熟、衰退四个阶段，某些行业可能会长期处于发展阶段，不会衰退，比如服务性行业。我们在选择时不要选择处在成熟阶段尾期或是衰退阶段的行业。我们要选择处于发展期或是有很好发展的朝阳行业，而不要选择夕阳行业。

对行业前景的分析是选定目标行业时重要的一步，是否选择一个前景乐观的行业会对职业生涯发展有很重要的影响。分析行业前景时一定要结合社会环境进行综合分析。随着社会的进步，人民生活水平的提高，对生活质量和生命健康更加重视，医疗服务的价值将进一步突显，社区服务、全科医生、家庭护理、计划生育以及临终关怀等现代卫生服务形式将随之出现，为医学毕业生就业提供了广阔的舞台。

另外，没有哪一个行业是静止的，随着科学技术水平和文化的进步，行业也都在不停地向前发展。我们要用动态的眼光去分析行业的状况，在发展中寻找个人发展的机遇。

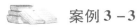 案例 3 - 3

　　乔红梅1991年毕业于哈尔滨市卫生学校护理专业，被分配到哈尔滨红十字中心医院工作。二十余年来，她以满腔热情与娴熟的专业技能，赢得了患者的尊重与好评。在努力工作的同时，她把科研融入爱岗敬业之中，撰写了《抚触对新生儿睡眠的影响》《50例早产儿早期开展抚触的体会》等多篇论文。她撰写的论文《婴儿泳疗对婴儿生长发育的影响》，获市新技术应用二等奖。她被评为市卫生系统"优秀共产党员"，被团市委授予"哈尔滨新时代创业人"。

　　由于她在工作中大胆创新，成果显著，被市护理协会授予"首席抚触师"称号，以乔红梅名字命名的抚触室是全国首例，被美国新生婴儿抚触机构和中华护理学会评为"婴儿专业抚触室"。

　　乔红梅就是在普普通通的护理岗位上，不断学习，不断发现新问题，大胆创新，取得了优异成绩。早在2003年，她又与同事们开设了"婴儿泳疗"这一新的护理项目。现在她已成为抚触室的护士长。

（三）区域经济发展动向分析

社会是变化的，除了行业在发展，我们所处的区域经济也在不断地发生变化。这些都为我们职业的发展提供了许多有利条件。我们要善于把握区域经济的特色，找到合适的发展平台。

区域经济是在一定区域内经济发展的内部因素与外部条件相互作用而产生的生产综合体。每一个区域内经济发展都受到自然条件、社会经济条件和技术经济政策等因素的制约。水分、热量、光照、土地和灾害频率等自然条件都影响着区域经济的发展，有时还会起到十分重要的作用。在一定的生产力发展水平条件下，区域经济的发展程度受投入资金、技术和劳动力等因素的制约。在这样的前提下，区域经济不可避免地会影响到各行业的发展水平。

中国经济区域划分

东北经济区：包括黑龙江、吉林、辽宁省。该区资源丰富，土地肥沃，将建成中国最大的重工业基地和重要的农、林、牧业基地。

华北环渤海经济区：包括北京、天津、河北、山东。这一区域是中国的心脏，人才荟萃，设备先进，将大力发展知识、技术密集型产业。根据得天独厚的条件，将山东、河北沿海各地建成重要的海洋捕捞、海水养殖和棉花生产基地。

长江三角洲经济区：包括上海及江苏、浙江、安徽的若干城市。这一带人口密集，人员素质较高，加工工业发达，将建成高技术产业群和具有高、精、尖、新特色的加工工业，并将成为中国最大的经济核心区和对外开放基地，成为人才培养中心和金融贸易信息中心。

南方沿海经济区（含珠三角、海西、北部湾等经济圈）：包括广东、广西、福建、海南。这一带是中国最早的对外开放区，已打下坚实的基础，已发展成外向型经济的出口基地。

黄河中游经济区：包括山西、陕西、河南、内蒙古。这一地区煤炭资源极为丰富，几乎占全国煤炭资源的八成以上，将建成中国最大的能源、重化工综合开发区。

黄河上游经济区：包括甘肃、宁夏、青海。这一带黄河落差较大，水资源丰富，将继续扩建水电站，形成以水电为龙头的能源和原材料生产基地。为尽快使这一经济区富裕起来，相应建设食品工业和饲料工业。

长江中游经济区：包括湖南、湖北、江西、安徽。建成以大运量、高耗水工业为主的沿江经济走廊，并建成重要的农业生产基地。

长江上游经济区：包括四川、贵州、云南、重庆。建设高耗能、重化工为主的重要工业基地，并大力发展农林经济。

新疆经济开发区：这一带占全国国土的1/6，有丰富的石油矿产资源。为此，将其建成重要的石油及石油化工基地，建成重要的农牧业及相应的加工业基地。

西藏特殊经济区：因气候、地理位置的差异，此地经济发展缓慢。因此，将西藏作为一个特殊的区域比较合理，需要全国的支援，国家政策的扶持，加快开发和建设，逐步使其形成现代化经济体系。

中国的情形比较复杂，东西部城市差异比较大，经济发展差异也比较大。就职业发展来说，虽然大城市的机会更多，而且激烈的竞争更能够激发个人潜能，更容易达到更高的职业高度，但是与其全部涌到大城市去碰运气，整天耗着找工作，或者找到一个不称心的工作耗着，不妨选择到一些中西部城市发展。

单纯地说要去大地方发展或应该固守一隅都是不对的。因为更换地域而获得发展或发展受阻的例子都很常见。在职业流动越来越普遍的今天，一生中在几个城市工作也很正常。大多数人毕业时理所当然地留在自己读书的城市，或者回老家，其实有必要深思哪些地方更适合自己发展。

医学生应该把个人喜好与国家号召结合起来，到祖国和人民需要的地方去，自觉到艰苦的地方锻炼自己，加入到祖国建设最需要的行列之中，不仅有利于自己更快地成长，而且还能以实际行动促进国家经济的发展。

二、身边的社会资源

行业存在于社会的大环境之下，我们的职业生涯发展与社会环境、社会资源存在着不可分割的联系。从辩证的角度来看待这个关系，我们不难发现，职业生涯的发展虽然受社会环境的制约，但是只要我们发挥主观能动性，主动地去认识、利用社会资源，便不难从中找到职业生涯发展的助力点。

（一）信息资源

信息时代，信息是一切的首要决定要素，想要在职业生涯中发展顺利，信息资源的占有无疑是最重要的先机。信息资源是指可供利用，与社会生产和生活有关的各种文字、数字、音像、图表、语言等一切信息的总称。我们这里所指的信息资源，是指社会中已经存在的或正在兴起的各种关于专业发展、就业等的政策信息、时事信息及行业发展趋势等。在校期间，我们中职生可以通过各种媒体获取有关微观、宏观环境的信息，还可以通过选修相关课程或听讲座、听报告的方式来获取宏观环境的信息。中职生也可以通过实习、兼职、社会实践等机会，利用假期和课余时间，在不影响学业的基础上，多深入社会了解各种相关信息。此外，了解家庭、学校等微观环境的信息的最好途径就是向长辈、专业老师、师兄师姐等请教。

对于我们中职生来说，及时地通过多种可靠渠道了解社会发展、国家政策、国家时事、行业特点、行业政策、行业发展趋势等信息能帮助我们对未来进行科学合理的预判，做好我们的职业生涯规划。我们可以通过以下途径来获取信息资源：

1. 获取静态资料　我们周围充斥着大量信息，最容易接触到的信息渠道有报纸、书籍、网络、电视等。通过这些触手可及的信息渠道，我们可以及时掌握与就业相关的医疗行业发展趋势、国家的医疗改革政策、医疗行业在国内主要城市的区域优劣势及薪酬水平等。

2. 捕捉动态资料　除了静态资料之外，我们中职生还可以通过和父母、亲戚、师长、朋友等聊天来获取各种现实信息。我们还可以积极参加行业展览会和人才交流会，或者积极参加学校举办的行业讲座，主动和学校请来的行业精英进行访谈或咨询，从而提高自己对于行业的认识和对未来发展的判断力。

3. 升华资料信息　静态信息和动态信息都是由他人提供的资料，我们还要对这些资料进行分析、加工和处理，从而形成我们自己的判断。最直接的信息来源还是要通过我们自己去感受，比如去医院参观、实习，去社区进行义诊服务，社会实践、诊所兼职、暑期实习等。这些直接的工作经验更能增强我们对信息收集的感受并考察信息的效果，更能让我们看清楚这个职业的全貌和未来发展的各种可能性。

（二）人脉资源

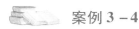 案例 3 - 4

> 比尔·盖茨在 20 岁的第一份合同来自 IBM。因为他母亲本来是 IBM 董事，是她把小比尔推荐给 IBM 董事长，才使他赢得这份具有里程碑意义的合同，也才让比尔·盖茨获得了人生发展的第一桶金。这个故事可谓街坊尽知，也常常被人提及证明人脉资源的重要性。

人脉即人际关系、人际网络，体现人的人缘和社会关系，是"经由人际关系而形成的人际脉络"。"人脉资源"在当今社会显得愈发重要。为了将来能更好地融入社会，获得更好的发展，我们中职生应该在学校期间就锻炼自己积累、利用人脉资源的能力。我们中职生周围的人脉关系有：父母、亲戚、老师、同学、朋友、老乡、同事等等，这些人脉资源都将成为我们宝贵的人生财富。中职生的人脉圈主要可以划分为"学生圈""老师圈""社会圈"三个圈子，每个圈子都有自己的特色。我们中职生应该结合自身的特色，打造出属于自己的"人脉资源"，为以后步入社会奠定基础。

1. 学生圈 学生圈的人脉关系不仅仅是指以前或现在的同班同学，还包括同学的同学、志趣相投的同学、互相帮助的同学等。我们可以扩大学生圈的途径有：第一，积极参加社团。通过社团活动，我们可以认识和自己有着相同兴趣爱好的同学，这些同学可能是我们学校的学生，也可能是外校的学生，还可能是各校已经参加工作的师兄师姐及行业精英。通过这些人脉，我们可以更多地了解各种相关信息，帮助我们客观地认识社会、了解行业，为就业、择业、创业铺垫人脉基础。第二，积极参加学校举办的各种活动。通过这些活动，我们能够认识很多的本校同学及外校同学，大家可以在交流中获取我们欠缺的各种信息，及时互通有无。第三，学会理性地使用各种网络社交工具。现在常见的网络社交工具主要有 QQ、MSN、人人网、百度空间及百度文库、博客、微博等。在进行网络社交时一定要慎重，一是尽量选择知名网络平台进行交友，二是切勿轻易透露自己的隐私信息。如果能够理智、合理地利用网络，我们可以足不出户地交友，可以有效地与朋友进行广泛互动，获取我们想知道的各种信息。

2. 老师圈 我们中职生周边的老师有行政老师和任课老师。我们要学会和这些老师打交道，获得他们的信任和支持。行政老师一般是我们的班主任及学生科、教务处、就业办等部门的老师，这些老师往往掌握着很丰富的机会资源和人脉资源，可以为我们中职生提供勤工俭学或医院实习等机会，也可以在就业方面给我们提供各种建议及帮助。任课老师在专业领域的造诣较深，可以帮助我们更准确、更深入地了解专业知识，也会帮助我们在专业方面的发展提供中肯的建议。

3. 社会圈 我们身边的亲戚朋友，或者我们在各种活动中认识的业内人士，都可以成为我们的社会圈。他们通常有着较深的人生阅历，对待职业和生活的看法也更务实、更客观。我们要学会跟这样的朋友交流、取经，把他们的认识拿来分析、思考，从而形成自己更加全面的判断。值得注意的是，我们中职生年龄尚小，辨别是非的能力较弱，所以，我们要在师长或者家长的陪同下开展社会圈子的交往。

21 世纪只有善于积累人脉资源，并且合理利用自己的人脉资源，才能在生活中以及未来的职业生涯中得到更好的发展。大部分同学不好意思和人交往，也不善于与人交往，经常只是和身边或宿舍里的几个同学、朋友交往。这样一来，眼界拓展不开，信息交流受限，个人的社交能力也没能培养起来，这对于未来的成长、生活和工作都不会产生促进作用和帮助作用。有些中职生从实习开始才发现人脉资源的重要性，但是由于没有在日常生活中培养出人际交往的习惯，所以在关键的人脉资源积累方面不知该如何下手，从而错失良机。因此，我们中职生应该主动地学习一些人际交往方面的知识，有意识、有计划地锻炼自己积累、利用人脉资源的能力，逐步学会建立自己的人际网络，并让这些人脉资源发挥最大的价值效用。

知识链接

人脉资源积累的注意事项

①多和父母或者见多识广的亲戚聊天，培养自己的思维能力，开阔自己的眼界。在获得这些亲戚赏识的同时，交流自己在求职方面的意向和困惑，在关键时刻就能够获得这些资源的有力帮助。这是我们中职生最可靠的人脉资源。

②多和乐观、善良、睿智的人做朋友，多和他们交流职业信息及生活信息。每个人都是一个拥有广泛社交网络的载体，他的思想里往往体现着多人的智慧结晶。这是我们中职生常见的人脉资源。

③多和社会关系广泛、人生经验练达的老师交流，在获得重要的人生经验及就业信息的同时，他也会成为你有效的就业渠道之一。

当我们通过各种社交网络认识更多的同学、朋友、老乡的时候，我们要注意分辨良莠，坚决不与品行不端、消极悲观、有不良嗜好的人做朋友，从而保证我们的交友质量。我们还需要及时向老师和家长如实汇报自己的朋友清单，得到老师和家长的同意后，我们再去开发这些较为陌生的人脉资源，从而确保我们的人身安全和健康成长。

同步训练

一、单项选择题

1. 下列选项哪一个不是在进行职业生涯规划时必须考虑的家庭因素（　　　）

    A. 家庭经济状况　　　　　　　　　B. 家人期望

　　C. 家庭文化　　　　　　　　　　　　D. 家庭内部关系

　　2. 有的人很得意地说自己干过很多行业，以为这是一个非常值得自豪的事情，其实在行业选择上最容易犯的错误就是像这样没有注意行业的（　　　），这是职业发展的大忌。

　　　　A. 连续性　　　　　　　　　　　　B. 发展性

　　　　C. 所处阶段　　　　　　　　　　　D. 与专业相关性

　　3. 毕业生获取就业信息最直接、最有效、最主要的途径是（　　　）

　　　　A. 出版品　　　　　　　　　　　　B. 网络

　　　　C. 学校就业处　　　　　　　　　　D. 专业俱乐部

二、判断题

1. 所有行业都会经历产生、发展、成熟、衰退四个阶段。（　　　）

2. 通过社会关系网获得信息，也是一个重要的渠道。（　　　）

3. 我的职业生涯的发展受社会环境的制约，只能任其摆布。（　　　）

三、问答题

1. 如果你未来的职业选择与家庭意见发生了冲突，你将如何解决？

2. 你会采取什么办法关注并获取学校的就业信息？

3. 怎样挖掘身边的社会资源，科学地进行职业生涯规划？

第四章　就业与职业发展目标和措施

 学习目标

①了解职业生涯发展目标的构成。

②理解职业生涯发展目标选择的标准和步骤。

③了解职业生涯阶段目标的特点和设计思路。

④理解近期目标的制订要领。

⑤了解制订近期目标措施的三个要素和制订要领。

⑥掌握围绕近期目标补充发展条件。

第一节　职业生涯发展目标

案例 4 – 1

沙漠中的北斗星

比塞尔是西撒哈拉沙漠中的一个小村庄，那里的居民几千年来从未走出过这片沙漠。据说不是他们不愿意离开这块贫瘠的地方，而是尝试过很多次都没有人走出去。有一次，英国的冒险家皇家学院的院士莱文来到了这片绿洲，很奇怪这儿的人为什么从来没离开过，因为他只用了 3 天时间就尝试着走出去了。为了了解其中的原因，他让一位比塞尔青年牵上骆驼，带上粮食，寻找走出沙漠的路，而他收起指南针跟在后面观察。结果这位青年在沙漠走了 15 天也没有找到出去的路，又回到了原来的出发点。莱文明白了，比塞尔人之所以走不出去是因为他们一走进沙漠就失去了方向，所以就在原地打转。他告诉这位青年让他每天晚上朝着北斗星的方向前进，永远不要偏离那颗星星。结果 3 天以后青年就走出了沙漠。这位青年叫阿古特尔，他因此成为比塞尔的开拓者。他的铜像竖在小城的中央，铜像的底座上刻着一行字：新生活是从选定方向开始的。

职场何尝不是每一个人职业生涯的撒哈拉大沙漠，每个人的职业生涯就像要走出这撒哈拉大沙漠一样，在亲身经历之前是未知的，只有选择正确的方向，确定明确的目标，才能排除万难，取得成功。

职业生涯的发展，首先从选定方向开始，职业发展的方向就是职业生涯目标。清晰长远的职业生涯目标是个人职业发展的不竭动力和指路航标，它激励着人们克服困难，排除干扰与诱惑，向着明确的方向不懈前进。

一、职业生涯发展目标的构成

（一）职业生涯发展目标的内涵

职业生涯发展目标是指个人在选定的职业领域内未来时点上所要达到的具体目标，包括长远目标和阶段目标。

知识链接

目标的重要性

哈佛大学有一个非常著名的关于目标对人生影响的调查。

调查的对象是一群智力、学历、环境等条件都差不多的大学毕业生。结果是这样的：27%的人，没有目标；60%的人，目标模糊；10%的人，有清晰但比较短期的目标；3%的人，有清晰而长远的目标。

25年后，哈佛再次对这群学生进行了跟踪调查。结果是这样的：3%的人，25年间他们朝着一个方向不懈努力，几乎都成为社会各界的成功人士，其中不乏行业领袖、社会精英；10%的人，他们的短期目标不断实现，成为各个领域中的专业人士，大都生活在社会的中上层；60%的人，他们安稳地生活与工作，但都没有什么特别的成绩，几乎都生活在社会的中下层；剩下27%的人，他们的生活没有目标，过得很不如意，并且常常抱怨他人，抱怨社会，抱怨这个"不肯给他们机会"的世界。

其实，他们之间的差别仅仅在于：25年前，他们中的一些人知道自己到底要什么，而另一些人则不清楚或不很清楚。

没有愿望，人生就没有动力；没有目标和方向，动力就无所释放；没有目标的实现，就永远体会不到成功的喜悦。一个人要度过成功、快乐的一生，在奋斗过程中必须要有清晰的方向，定出明确的目标，然后做出有效的行为。

在职场中，只有在了解自己的基础上选准适合自己的发展方向，明确具体的发展目标，及时抓住机遇，扬长避短地发展自己，才会在职业生涯发展的道路上顺利前行。

（二）职业生涯发展目标的具体构成

1. 长远目标　确定长远目标是职业生涯规划的关键环节。一般来说，首先要根据个人的专业、性格、气质和价值观以及社会的发展趋势确定自己的长远目标，然后再把目标分化，根据个人的经历和所处的组织环境制订相应的阶段目标。分析发展条件，构建发展台阶，制订发展措施，是实现长远目标的重要环节。

2. 阶段目标 阶段目标包括远期目标、中期目标、短期目标与近期目标。近期目标是本月本周今天的目标任务，短期目标是 1~2 年的目标任务，中期目标是 3~5 年的目标任务，远期目标是 6~10 年的目标任务。

阶段目标是否搭建合理，既是长远目标能否实现的必要前提，也是衡量职业生涯规划设计优劣的重要指标。有效的职业生涯规划，需要将长远目标与阶段目标相结合，以排除不必要的犹豫和干扰，全心致力于职业目标的实现。

案例 4 - 2

半个世纪的坚守

吴孟超，中国科学院院士、国家科技奖获得者，第二军医大学东方肝胆外科医院院长，是世界上 90 岁高龄仍然工作在手术台前的唯一一位医生。他不仅是一位优秀的肝脏科临床医生，更是一位杰出的医学研究者，我国肝脏外科医学奠基人。

在中国医学界，肝脏医学曾长期处于荒芜。20 世纪 50 年代，从同济医学院毕业的吴孟超投入到肝脏外科研究中，与同事做出了中国第一个肝脏解剖标本，提出了"五叶四段"肝脏解剖理论。1960 年 3 月 1 日，他成功完成了我国首例肝癌切除手术。吴老从拿起手术刀开始就定下明确的职业目标，致力于肝脏医学的研究，从

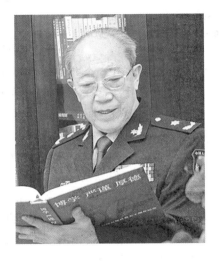

2011 年感动中国人物吴孟超

"五叶四段"肝脏解剖学理论，到"常温下间歇肝门阻断"的肝脏止血技术，到"正常和肝硬化肝脏术后生化代谢规律"，到施行以中肝叶切除为代表的一系列标志性手术，创立了独具特色的肝脏外科关键理论和技术，建立了中国肝脏外科的学科体系，并使之逐步发展、壮大。

历经半个多世纪的呕心沥血，吴孟超推动了中国肝脏医学的起步与发展。1999 年建立的东方肝胆外科医院，每年收治逾万名患者，年均手术量达 4000例。肝癌术后五年的生存率，从 20 世纪六七十年代的 16% 上升到今天的53%。年近 90 岁，他依然坚守在一线。据统计，吴孟超做了 1.4 万余例肝脏手术，完成肝癌切除手术 9300 多例，成功率达到 98.5%。

有效的职业生涯规划需要切实可行的目标，以便排除不必要的犹豫和干扰，全心致力于目标的实现。如果没有切实可行的目标作驱动力的话，人们是很容易对现状妥协

的。一个人要有准确的目标定位，才能清楚自己该以一种什么样的姿态、形象来度过自己的职业人生。"无志之人常立志，有志之人立长志。"目标一旦定下来后应该有一定的稳定性，不要经常变化；选定了目标之后要注意储备资源，然后为它而努力。

二、职业生涯发展目标符合的发展条件

事物的发展是有条件的，同理，职业生涯发展也需要内部和外部条件。

（一）内部条件

内部条件主要指自信心和现实的个性特点、学习状况、行为习惯及其变化趋势。职业生涯发展目标必须要考虑个人条件，只有对自己的能力、兴趣、个性、价值观等有了比较清晰和明确的认识，才能够切实设定自己的职业生涯发展方向和目标。

（二）外部条件

外部条件主要指本人可能有的发展机遇，即家庭状况、区域经济特点和行业发展动向。职业生涯发展目标要适应社会条件，既包括适应国家经济社会发展的大环境，也包括适应个人发展的小环境，要与时代的步伐相结合。只有紧扣时代脉搏，才能保证职业生涯发展目标不落伍，不过时。

不同的职业生涯目标，对从业者智能、个性等方面的要求不同，与个人所处的环境关系密切，所以职业生涯发展目标必须符合实际。确定目标的过程实际上就是自我认知、自我赞同、自我承诺、自我实践的过程。

 课堂互动

1853 年至 1856 年间，为争夺巴尔干半岛的控制权，英国、法国、土耳其、撒丁王国先后向俄国宣战，爆发了著名的克里米亚战争。

哀鸿遍野，伤残无数。一位年轻的护士创造了奇迹，使战场上的死亡率由 50% 下降为 2.2%。她白天协助医生进行手术，护理伤员，替士兵寄信，给他们以慰藉；夜晚则提着一盏小小的油灯，沿着崎岖的小路，

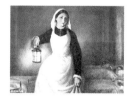
提灯女神南丁格尔

在 4 英里之遥的营区里一间病房一间病房地探视伤病员。这位护士获得了士兵们的崇高敬意，并被亲切地称为"提灯女神"。每当她走过，士兵们就感到有一阵春风拂来，许多伤病员挣扎着亲吻她那浮动在墙壁上修长的身影……她，就是佛罗伦萨·南丁格尔。

南丁格尔出生于 19 世纪英国一个富裕的家庭。她小的时候，父母希望她能具备文学与音乐的素养，从而进入上流社会。而自童年开始，南丁格尔即对护理深感兴趣，乡间度假时，常常跑去看护生病的村民。早在 1837 年，她就开始关心医院里的护理情况并产生了学习护理的念头。她常利用游览的机会参

观修道院、女子学校、孤儿院，探询慈善事业的情况及经营方法。最后，不顾父母的反对，她毅然选择当一名护士。

①师生交流：结合南丁格尔的事迹，思考她的职业生涯发展目标是如何符合发展条件的？

②小组讨论：联系职业生涯目标的内部条件和外部条件，剖析"现在的我"，规划"将来的我"（1年后的我，毕业后的我，5年以后的我，10年以后的我）。

职业生涯发展目标的设计，必须要符合外部条件和内部条件的实际。要选择适合自己的发展目标，立足于"择己所爱，择己所长，择己所需，择己所利"的现实，实事求是地分析发展条件，明确发展目标，"扬长避短"与"扬长补短"相结合，增强自信心。

三、职业生涯发展目标的选择

职业人生的每一个重大的决定都会影响人的一生，特别是长远目标的选择。只有通过明确选择目标的标准，掌握目标选择的步骤，才能真正学会选择、确定目标，并按计划、有步骤地达到长远目标。

（一）职业生涯发展目标选择的标准

职业生涯规划不是对个人职业前途不切实际的幻想，而是对个人职业前途脚踏实地的展望和设计。科学地选择职业生涯发展目标有助于我们职业的成功和人生的发展，所以要选择适合自己的职业生涯目标，同时要学会利用职业锚来确定自己的发展道路和职业形象。

1. 职业锚　职业锚是由美国著名的职业指导专家埃德加·H·施恩（Edgar. H. Schein）教授提出的，它是个人经过搜索所确定的长期职业发展目标。锚，是使船只停泊定位用的铁制器具。职业锚，是指当一个人不得不做出选择的时候，他无论如何都不会放弃的职业中的那种至关重要的东西或价值观。实际就是人们选择和发展自己的职业时所围绕的中心。

2. 职业锚的作用　职业锚是职业生涯规划的基础和核心。它在个人的职业生涯与工作生命周期中，发挥着重要的作用。

（1）职业锚有助于我们选择自己的职业发展道路。通过工作经验的积累而形成的职业锚，不仅反映个人的价值观与才干，也能反映个人进入成年期的潜在需求和动机。个人抛"锚"于某一职业工作过程，实际上就是个人自我真正认知的过程，认识自己具有什么样的能力、才干，并找到自己长期稳定的职业贡献区，从而决定自己将来的职业选择。

（2）职业锚有助于我们确定职业目标，发展职业角色形象。职业锚清楚地反映出个人的职业追求与目标，同时，根据职业锚还可以判断个人达到职业成功的标准。

例如，技术/职能型职业锚的人，其志向和抱负在于专业技术方面的事业有成；而管理型职业锚的人，其职业成功在于升迁至更高的职位，获得更大的管理机会。因此，明确自己的职业锚，可以帮助确定自己的职业目标及成功的标准，从而确定职业角色形象。

（3）职业锚有助于我们提高个人的工作技能，提升职业竞争力。职业锚是个人经过长期寻找所形成的职业工作定位，是个人的长期贡献区。职业锚形成后，个人便会相对稳定地从事某种职业，这样必然累积工作经验、知识与技能。随着个人工作经验的丰富、知识的扩张，个人的职业技能将不断增强，个人职业竞争力也随之增加。

课堂互动

职业价值取向表

顺序	职业价值取向
1	工资高、福利好
2	工作环境（物质方面）舒适
3	人际关系良好
4	工作稳定有保障
5	能提供较好的受教育机会
6	有较高的社会地位
7	工作不太紧张，外部压力少
8	能充分发挥自己的能力特长
9	社会需要与社会贡献大

①结合自己的职业发展规划，重新排列《职业价值取向表》中的"职业价值取向"顺序。②根据自己的《职业价值取向表》画出"职业距离同心圆"，设定自己的"职业锚"，进一步明确职业生涯发展目标的制订标准。

（二）职业生涯发展目标选择的步骤

当前，社会经济发展变化加快，就业竞争白热化趋势明显，社会成员只有进行科学合理的自我职业生涯规划，才能取得自我职业生涯的成功。职业学校学生既无学历优势，又无经验优势，如何找到适宜于自己的职业，获取自我职业生涯的成功呢？合理定位职业生涯发展目标，是增强其学习的针对性与实效性，以及增加职业生涯成功概率的重要举措。

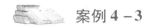 案例 4 - 3

诸葛亮的职业生涯规划

东汉三国时期，群雄逐鹿，人杰辈出！与绝大多数怀才不遇者的思维定式相反，长期隐居南阳草庐的诸葛亮一出山就投靠了当时势单力薄的刘备集团并终生为其奔走效力。

在为刘备集团做出杰出贡献的同时，诸葛亮实现了个人事业的成功——这归根结底取决于诸葛亮近乎圆满的职业发展目标的选择策划。

筛一筛	列出备选方案	曹操、孙权、刘备
	分析达到可能	都有可能被接纳，但接纳后待遇可能不同
	缩小备选范围	刘备
量一量	与个性匹配	刘备：汉室宗亲、光复汉室、求贤若渴、宽厚谦和
	与环境适应	天下纷争，皆需人才
	与现实符合	刘备集团雄心勃勃，只有武将，没有谋臣
	与变化一致	民心思安，结束混战，先三国鼎立，后统一中国
	对需要满足	自比管仲、乐毅，实现自我价值
比一比	考量各种方案	曹操实力雄厚，谋士如云；孙权偏安自保；刘备坚韧顽强，快速增长
	选择最优方案	刘备

进行职业生涯发展目标选择时，应通过三个"一"步骤来进行，即"筛一筛、量一量、比一比"，最后做出选择。

1. 筛一筛 设想各种方案并进行可能性评价，预测产生的结果（包括成功的结果和失败的风险），把不切实际、不可能达到的目标去掉。

2. 量一量 衡量职业生涯发展目标的可行性，在预测的基础上，结合自身实际、社会发展条件等综合因素，对设定的发展目标进行考量，从而确定最适合自己、最具可行性的目标方案。职业生涯发展目标需要从以下三个方面进行衡量：

（1）主要考虑本人现实条件与目标匹配的程度。

（2）考量目标对自身究竟能带来什么好处，如果目标得以实现，那么自己有何种满足程度。如果即使实现了，自己也不会感到满足，那么，这样的发展目标就应该修正。

（3）要考虑目标对外部环境的要求，是不是符合外部环境发展趋势，有没有实现的机遇。如果不合时势，没有实现的可能和机遇，那就要重新调整发展目标。

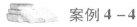 案例 4 - 4

蚯蚓的目标阶梯

蚯蚓是我从小到大的朋友。蚯蚓不是原名，由于他长得黑矮瘦弱，因而得名。

我们 18 岁分开后，差不多每隔两三年见一次面。每一次我都喜欢问他同一个问题：你将来的目标是什么？而我得到的答案总是不相同。下面记录的是蚯蚓每次谈及的目标：

18 岁，高中毕业典礼上：我发誓要当李嘉诚第二！我要当中国首富！

20 岁，春节老同学团聚会上：我想创立自己的公司，30 岁前拥有资产 2000 万。

23 岁，在某市工厂当技术员，第二职业是炒股：我正在为离开这家工厂而奋斗，因为在这里工作太没前途了。我将全力炒股，三年内用 5 万元炒到 300 万元。

25 岁，炒股失意而情场得意，开始准备结婚：我希望一年后能有 10 万元，让我风风光光地结婚。

26 岁，不太风光的结婚典礼上：我想生一个胖小子，不久的将来当个车间主任就行，别的不想了。

28 岁，所在工厂效益下滑，偏偏正是妻子怀胎十月的时候：希望这次下岗名单里千万不要有我的名字。

在我们身边，类似蚯蚓这样的人并不在少数。那么我们该如何设计自己的职业生涯发展目标，完善个人的职业生涯轨迹呢？

衡量过程中，需要制订和使用科学的标准，要注意主客观相符，个人与社会协调，现实与发展统一，要"立足现实，着眼发展"。事物都是发展变化的，职业也是发展变化的，要及时通过"量一量"，依据发展目标，对本人实际、发展机遇及其变化趋势进行反思，才能合理地对发展目标做出选择。

3. 比一比　在衡量所得结果的基础上，对各备选方案比较、排序，确定最优方案。

通过以上三个步骤选择确定的职业生涯发展目标，有两种可能：终结性和调整性。终结性目标，是选出了最佳方案；而调整性目标，是对原有的备选方案都不满意，重新探索列出备选方案，再次进行决策分析。对于比较复杂的重大问题，往往需要反复多次才能做出决策。

第二节　职业生涯发展阶梯与措施

 课堂互动

1984 年，在东京国际马拉松邀请赛中，名不见经传的日本选手山田本一出人意料地夺得了世界冠军。当记者问他凭什么取得如此惊人的成绩时，他说了这么一句话：凭智慧战胜对手。

当时许多人都认为，这个偶然跑到前面的矮个子选手是故弄玄虚。马拉松是体力和耐力的运动，身体素质好又有耐性才有望夺冠，爆发力和速度都在其次，说用智慧取胜，好像有点勉强。

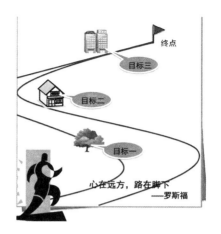

山本田一的成功

两年后，意大利国际马拉松邀请赛在意大利北部城市米兰举行，山田本一代表日本参加比赛。这一次，他又获得了冠军。这一次，性情木讷、不善言谈的山田本一回答记者的仍是上次那句让人摸不着头脑的话：用智慧战胜对手。这回记者在报纸上没再挖苦他，只是对他所谓的"智慧"迷惑不解。

10 年后，这个谜终于被解开了。他在他的自传中是这么说的：每次比赛之前，我都要乘车把比赛的线路仔细地看一遍，并把沿途比较醒目的标志画下来，比如第一个标志是银行，第二个标志是一棵大树，第三个标志是一座红房子……这样一直画到赛程的终点。比赛开始后，我就以百米的速度奋力地向第一个目标冲去，等到达第一个目标后，我又以同样的速度向第二个目标冲去。40 多公里的赛程，就被我分解成这么几个小目标轻松地跑完了。起初，我并不懂这样的道理，我把我的目标定在 40 多公里外终点线上的那面旗帜上，结果我跑到十几公里时就疲惫不堪了，我被前面那段遥远的路程给吓倒了。

小组讨论： 跑马拉松是依靠体力，依靠耐力，怎么是依靠智慧呢？你知道山田本一所说的"智慧"是什么吗？职场马拉松中，医学生又该如何去设定目标，取得职场的成功呢？

当人们有了明确的长远目标，进而把大目标分解为多个易于达到的小目标，并能把自己的行动与目标不断地加以对照，清楚地知道自己的行进速度和与目标之间的距离，脚踏实地地向前迈进，人们行动的动机就会得到维持和加强，就会自觉地克服一切困难……每前进一步，达到一个小目标，就会体验到"成功的喜悦"，这种"成就感"将推动人们充分调动自己的潜能去达到下一个目标。可见，要实现长远目标，必须对阶段目标进行科学的设计和规划。

一、设计阶段目标并进行规划

长远目标是分阶段实现的，各阶段目标之间的关系应该是阶梯形的，前一个目标是后一个目标的基础，后一个目标是前一个目标的方向，所有的阶段目标都指向长远目标。

（一）阶段目标的特质

1. 阶段目标的特点 阶段目标有三个特点。一是"跳一跳"，目标有一定难度，轻易得不到；二是"够得到"，目标有一定可能，可望又可及；三是"我知道"，目标有一定内容，目标很明确。

2. 阶段目标的要素　职业生涯阶段目标应包含四个要素。一是"什么"，即具体的职位、职称；二是"何时"，即什么时间达到；三是"内涵"，即职位对医学生的具体要求，以及该职位可能有的精神、物质方面的回报或其他期望；四是"机遇"，即指外部环境、调节手段、备选方案。以上四要素对阶段目标的说明越具体、详尽，其激励作用越明显。阶段目标关注的不仅仅是职位，还有与之相对应的责任、绩效和挑战。

三、案例 4 - 5

亚洲首富孙正义的 50 年人生规划

孙正义，1957 年生于日本，世界著名投资公司"软库"（softbank）的创始人、总裁及首席执行官。《福布斯》杂志称他为"日本最热门企业家"。在过去的两年中，他一直在"全球十大精英"之列。目前，其以 300 亿美元的资产成为亚洲首富。

孙正义 19 岁的时候没有钱，没有经验，也没有可以帮他取得成功的大公司，但他当时就为自己制订了一个 50 年的人生计划。

20—30 岁，要向所投身的行业宣布自己的存在。

30—40 岁，要有 1 亿美元的种子资金，足够做一个大项目（当时身上只有 100 多美元）。

40—50 岁，要选一个非常重要的行业，并在这个行业中取得第一，公司将有 10 亿美元以上的资产用于投资。

50 岁，完成自己的事业，公司营业额超过 100 亿美元。

60 岁，把事业传给下一代，回归家庭，颐养天年。

现在，孙正义正逐步实现自己的计划。从弹子房小老板的儿子，到今天闻名世界的大富豪，他只用了短短十几年的时间。

思考：孙正义能够取得职场的成功，他在阶段目标的设计上满足了哪些要素呢？

（二）阶段目标的设计

阶段目标构成职业生涯规划的脉络，是职业生涯规划优劣的重要标志。脉络清晰、分段有据、阶梯合理、内涵明确、表述准确、衔接紧凑、直指长远目标，是设计阶段目标时需要注意的。

1. 阶段目标设计要领　第一，阶段目标的阶段可以分为近期、中期，或者细分为三至五个阶段，甚至更多更细。第二，在表现形式上可以用表格来表示，可以用文字来叙述，也可以兼而有之。第三，在分段上可以按职务晋升来分段，也可以按职业资格标准提升来分段，还可以按照时间设计自己的阶段目标。

课堂互动

通常，护士的发展路径有两条，一是技术路线，即实习护士——助理护士——护士——护师——主管护师——副主任护师——主任护师；二是管理路线，即临床护士——护士长——护理部副主任——护理部主任——分管副院长——院长。

医生的职业发展路径至少也有两条：一是技术路线，即助理医师——住院医师——主治医师——副主任医师——主任医师；二是管理路线，即科副主任——科主任——院办公室主任——分管副院长——院长。

说一说：①你知道自己所学医学专业在职务晋升和职称晋升方面的发展路径吗？②你会选择技术路线还是管理路线呢？

2. 阶段目标设计思路　阶段目标的设计思路最常用的是"倒计时"的方式，即根据达到长远目标所需要的台阶，一步一步往回倒着设计。

"倒计时"的设计步骤：一是理清长远目标对从业者的要求；二是根据差距"搭台阶"；三是明确每个"台阶"对从业者的要求；四是理顺各"台阶"的衔接；五是设定达到目标的标准。

职场链接

护士的技术职称系列根据业务技术水平的高低分为主任护师、副主任护师、主管护师、护师和护士。

主任护师：护理人员的高级技术职称。应具有护理本科水平，并有丰富的临床实践经验和科研成果，进行护理理论、技术、科研和教学工作，负有提高护理质量，发展护理学科的任务。组织主管护师、护师、进修护师的业务学习，拟订教学计划，编写教材，负责讲授，承担不同层次护理本科和专科学生的临床实习教学；善于总结护理经验，能撰写护理论著和译文；协助护理部主任加强对全院护理工作的领导。

副主任护师：护理人员的副高级技术职称。其职责及要求基本同主任护师。

主管护师：护理人员的中级技术职称。在护理部主任或科护士长的领导下进行检查督促工作，解决本科室护理业务疑难问题；配合科护士长组织本科室护师、护士进行业务学习；编写教材，负责讲课，协助组织大专及中专护生的临床实习；协助科护士长制订本科室的科研计划并指导本科护师、护士开展科研工作。

护师：护理人员的初级技术职称。一般为护理专科、本科毕业或中专毕业5年以上经过培养提高达到上述水平者。在病房（科室）护士长领导下和本

第四章　就业与职业发展目标和措施 ■ 81

科室主管护师指导下，参加病房临床护理工作，指导护士进行业务技术操作，能带领护士完成护理难度较大、新业务、新技术的临床实践；承担中专护理教学，带教护生实习；参加本科室的科研工作，撰写科研论文和工作总结。

护士：受过中等护理专业教育，熟练掌握基础护理和一般专科护理知识和技能，并具有一定卫生预防工作能力的中级卫生人员。主要在医院和其他医疗预防机构内担任各种护理工作，配合医师执行治疗并进行护理，或负责地段内的一般医疗处理和卫生防疫等工作。

 案例 4 - 6

四只毛毛虫

四只爱吃苹果的毛毛虫，各自去森林里找苹果吃。

第一只毛毛虫根本就不知道什么是苹果树，没有目的，不知终点，只好一切全凭运气了。

第二只毛毛虫知道什么是苹果树，看到一个大苹果，就高兴地扑上去大吃一顿，但是发现这是全树上最小的一个，要是它选择另外一个分枝，它就能得到一个大得多的苹果。

第三只毛毛虫知道自己想要的就是大苹果，并且研制了一副望远镜，制订了完美的计划。这只毛毛虫应该会有一个很好的结局，但是真实的情况却相反。因为毛毛虫的爬行相当缓慢，当它抵达时，苹果不是被别的虫捷足先登，就是已熟透而烂掉了。

第四只毛毛虫可不是一只普通的虫，做事有自己的规划。它知道自己要什么苹果，也知道苹果将怎么长大。因此当它带着望远镜观察苹果时，它的目标并不是一个大苹果，而是一朵含苞待放的苹果花。它计算着自己的行程，估计当它到达的时候，这朵花正好长成一个成熟的大苹果，它就能得到自己满意的苹果。结果它如愿以偿，得到了一个又大又甜的苹果。

构建阶段目标必须在认真分析自身现有条件的基础上，根据已确定的长远目标的要求，对二者之间的差距进行分解，然后分步推进。其实我们的人生就是毛毛虫，而苹果就是我们的人生目标，我们都得爬上人生这棵苹果树去寻找未来。要想得到自己喜欢的苹果，就请做第四只毛毛虫吧！它不仅知道自己想要什么，也知道如何去得到自己的苹果，以及得到苹果应该需要什么条件，然后制订清晰实际的计划，在望远镜的指引下，构建不断提升的各阶段目标，一步步实现自己的理想。

二、制订近期目标并付诸实现

（一）近期目标是最重要的阶段目标

阶段目标是通向长远目标的阶梯，近期目标是职业生涯规划中最重要的阶段目标。

医学生应重视近期目标的设定。职业生涯发展有两个关键时期：一是职业生涯开始前，即进入职场前的准备时期；二是职业生涯开始初期，即进入职场后的前两年。这两个时期之所以是职业生涯发展的关键时期，其原因在于它们是职业生涯的起始点。起始点既是夯实职业生涯发展基础，为职业生涯冲刺做准备的起跑点，也是确认、调整发展方向的最佳时期。

（二）近期目标的制订要领

近期目标是阶段目标的着陆点，所有的阶段目标都要通过变为近期目标才能得以落实。对于医学生来说，为职业生涯发展制订长远目标，科学规划阶段目标是必需的，但又是不够的，因此应拿出更多的精力关注近期目标。近期目标的制订要领如下：

1. 脚踏实地，不好高骛远。近期目标是阶段目标的组成部分，是职业生涯规划中的第一个台阶，即第一个阶段目标。医学生要让自己在迈开第一步时，能品尝到成功的喜悦，树信心，增强自信。近期目标的设计要立足本人当下实际，对于医学生来说，最好是一些容易达到的初级岗位。好高骛远，不仅会使整个职业生涯规划建立在空中楼阁之上，而且会让自己在迈开职业生涯第一步时，就埋下失败的种子。

2. 内涵充实，能激励斗志。务实的近期目标，并不是"低标准"的目标，应具有持续性、发展性的特点，能够为一生的职业生涯规划奠定基础。同时，还要有激励斗志的效果，既要为树立自信创造条件，更要能激励自己去实现长远目标。

3. 指向明确，有年级特点。不同年级的医学生，对于近期目标的选择确立应该有区别。低年级学生既可以把毕业时要达到的标准作为目标，也可以把毕业时的首次择业作为目标。当然这些目标不是学校规定的简单重复，必须是个性化与自己长远目标一致的标准。高年级学生临近毕业，一般应明确地把自己毕业后的第一步即升学还是就业作为第一目标。

（三）近期目标的实现举措

1. 制订实现举措　实现目标，需要落实计划的措施，要有实实在在的具体办法。措施即针对实际情况为实现目标而采取的处理办法。医学生要珍惜在校生活，不仅仅是为实现近期目标，更是为一生的发展奠定基础。

（1）措施的三个要素　实现目标的措施有三个要素：任务（方法）、标准和时间。任务是指围绕实现职业生涯发展目标我们要做的各项工作和事宜，即"做什么"的问题；标准是指根据"现在的我"变成"明天的我"之间的差距制订的措施，不但应该具体，而且要符合一定的标准和规范，即"做到什么程度"的问题；时间是指实现职业目标的各项措施应有具体的时间要求，包括两个方面，一是目标完成的期限，二是落实目标的时间进度。

（2）措施的三个制订要领　制订措施有三个要领，即具体性、可行性、针对性。"具体性"强调时间、方法和任务标准等方面操作性很强，便于措施的落实和目标的实现；"可行性"强调的是符合自身条件和外部环境；"针对性"是强调措施不但直接指向目标，而且指向本人与目标的差距。

（3）制订措施的三个思路 一是"近细远粗"的思路。实现近期或第一阶段目标的措施要更具体，第二阶段之后的发展措施，则可以"模糊"一些。之所以要"近细"，是因为第一阶段目标是最重要的阶段目标，因而第一阶段的措施也是职业生涯发展措施中最重要的措施。后几个阶段的发展措施，可能因为本人和环境等各项因素发生变化而改变和调整，而第一阶段目标的措施，则是马上就要执行的措施，应该可操作、有指标、易量化。二是针对"三个方面"的思路。即为近期目标的实现服务，为第二阶段的发展做铺垫，为长远目标的实现打基础。三是"弥补差距"的思路。制订第一阶段措施，即在校期间的措施，对于落实发展目标至关重要。因此，我们在制订第一阶段措施的时候，不仅要以全面提升自身素质为目的，更要强调弥补自身条件与目标实现之间的差距。

目标要实现，措施要落实，要靠计划来执行。对于实现近期目标的措施，更要有实施的计划。医学生应学会制订执行年计划、月计划、周计划，并用执行计划约束自己的行为，养成每天安排自己学习的习惯，这样才能一步一个脚印，更好、更快地获得职业生涯的成功！

2. 补充发展条件 围绕近期目标补充发展条件，是在全面分析职业生涯发展条件与机遇的基础上进行的。如果打算毕业后立即就业，应全面了解近期目标中的职业和岗位对从业者的职业兴趣、职业性格、职业能力以及专业知识和技能等方面的要求，还要了解相应的职业资格标准和医疗行业职业道德规范。如果打算毕业后立即创业，应该多了解对创业者素质的要求。如果打算毕业后先升学，则应熟悉一下医学生取得高一级学历的各种途径及其要求。

围绕近期目标补充发展条件，既要正视现状，更要预见未来，对"现在的我"和"明天的我"都有充分的认识，既要立足现实，又要把握变化。首先，正视"现在的我"，挖掘自己的优势，强化自信心。其次，预测"明天的我"，明确自身的不足，拾遗补缺。通过了解"现在的我"，预测"明天的我"，细致、深刻、全面地了解自己，这是提高职业生涯规划设计可行性的基础。在此过程中，核心是要找准优势，找出差距。找准优势，才能有信心，才能更好地"扬长"；找出差距，运用"木桶原理"，寻找短板，才能及时"补短"。

知识链接

木桶原理

木桶原理又叫短板理论，是由美国管理学家彼得提出的，其核心内容为：一只木桶能装多少水，并不取决于桶壁上最高的那块木块，而取决于它最短的那块木板。根据这一核心内容，由木桶原理得出三个推论：其一，只有桶壁上的所有木板都足够高，木桶才能盛满水；其二，只要木桶里有一块木板不够高，木桶就不可能装满水；其三，一只木桶能够装多少水，不仅取决于每一块木板的高度，还取决于木板间的结合是否紧密，如果木板间存在缝隙，或者缝隙很大，那么同样没办法装满水，甚至一滴水都没有。

　　木桶原理说明了一个人或一个组织的能力或水平并非由最好的部分决定，而是由劣势部分决定。如果有一块木板很短，那么木桶的盛水量就会被这块短板限制，这块短板也就成了木桶盛水的"限制因素"。如果想增加这个木桶的盛水量，就要想办法增加这块短板的高度。

同步训练

一、单项选择题

1. 职业生涯发展目标，分为（　　　）和阶段目标
　　A. 长期目标　　　　　　　　　　B. 长远目标
　　C. 近期目标　　　　　　　　　　D. 中期目标

2. 职业生涯发展条件有外部条件和内部条件两类。外部条件主要指本人可能有的（　　　）
　　A. 发展机遇　　　　　　　　　　B. 家庭状况
　　C. 区域经济特点　　　　　　　　D. 行业发展动向

3. 近期目标的制订要领：脚踏实地，不好高骛远；内涵充实，能激励斗志；指向明确，（　　　）
　　A. 有年龄特点　　　　　　　　　B. 有时间特点
　　C. 有年级特点　　　　　　　　　D. 有班级特点

4. 实现目标措施的三要素包括任务、（　　　）、时间
　　A. 标准　　　　　　　　　　　　B. 差距
　　C. 期限　　　　　　　　　　　　D. 程度

5. 制订措施的三个要领是具体性、（　　　）、针对性
　　A. 可控性　　　　　　　　　　　B. 可行性
　　C. 时效性　　　　　　　　　　　D. 完整性

二、判断题

1. 分析发展条件、明确长远目标、制订发展措施是实现长远目标的重要环节。（　　　）

2. 职业生涯发展目标应通过"筛一筛、量一量、挑一挑"三步决策分析而敲定。（　　　）

3. 事先制订措施的思路有：近细远粗的思路，针对"三个方面"的思路，弥补差距的思路。（　　　）

4. 阶段目标的阶段可以分为近期、中期，或者细分为三至五个阶段，甚至更多更细。（　　）

5. 围绕近期目标补充发展条件，是在全面分析职业生涯发展条件与机遇的基础上进行的。（　　）

三、问答题

1. 职业生涯发展目标选择的步骤有哪些？

2. "倒计时"的设计步骤是什么？

第五章　医学生就业与创业需做的准备

学习目标

①理解科学的就业观包括的主要内容。
②学会书写求职应聘自荐书并掌握求职中的面试技巧。
③了解求职中常见的陷阱和规避风险的方法。
④理解从医学生到职业人的转变关键在心态的调整。
⑤了解创业者应该具备的素质和医学生在校期间的创业准备。

第一节　树立正确的就业观念

一、中职医学生的就业形势

近几年，在就业形势日益严峻的情况下，社会上流传着这样一句话：本科生就业不如高职生，高职生就业不如中职生。据统计，近几年我国大学毕业生的一次性就业率始终在75%左右徘徊，而中等职业学校（含高中、中专、技校）毕业生一次性就业率早已突破95%。中职学校针对企业生产一线培养的有技能"蓝领"成为就业新宠，有些学校的毕业生供不应求。与大学生"就业难"截然相反，中职生的就业出现了越来越吃香的趋势。

知识链接

教育部公布的2011年全国中等职业学校毕业生的就业情况显示：2011年全国中等职业学校毕业学生数为662.67万人，就业学生数为640.9万人，平均就业率为96.71%。其中，中等专业学校、职业高中、成人中等专业学校三类中等职业学校毕业生数为543.75万人，就业学生数为525.72万人，平均就业率为96.69%；技工学校毕业生数为118.92万人，就业学生数为115.18万人，平均就业率为96.9%。全国中等职业学校平均就业率连续四年超过95%。

现代卫生服务形式为医学生就业提供了广阔的舞台。医学相关行业的飞速发展为医学毕业生就业提供了广阔的天地。随着社会主义市场经济的深入发展，许多与人的生命、健康、体育、康复有关的预防、保健、咨询、经营、推销、审核等单位将蓬勃兴起。事实上，在药品推销、医疗保险、医疗咨询、医疗器械推广等方面的成功人士，不乏大量的医学毕业生。随着医学模式的转变，医学人文学科需要医学人才参与学科建设。在医学模式由传统的生物医学模式向生物—心理—社会医学模式转变的过程中，医学与其他学科产生了交叉和融合。整个社会对医学社会学、医学法学、医学经济学、医学美学、医学心理学和医学伦理学等学科的人才需求量将大大增加。这些学科的建设和发展需要大量懂得医学的高级人才，医学毕业生自然是首选对象。2011 年教育部统计数据显示，被调查的 146 所中等职业学校毕业生为 109490 名，医药卫生类的就业率达到了 96% 以上。

二、树立正确的就业观

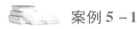 案例 5-1

　　李嘉诚出生于潮州城面线巷内的书香之家，自幼聪颖超脱，学习勤奋。1939 年，日寇侵占潮汕，他便随父母流落香港，饱尝了战乱、贫穷、饥馑之苦，也培养了吃苦耐劳、奋发图强的精神。以下为李嘉诚的创业经历：

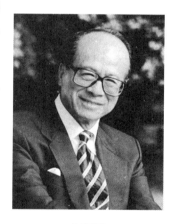

李嘉诚

　　1943 年，父亲李云经病逝，为了养活母亲和三个弟妹，李嘉诚被迫辍学走上社会谋生，在茶楼找到了一份跑堂的工作。

　　1945 年 8 月日本投降，李嘉诚被调入高升街的一间钟表店当店员，学会了钟表装配修理技术。

　　1947 年，李嘉诚因不愿长期寄人篱下，便到一家五金厂当推销员。

　　1948 年，由于勤奋好学，精明能干，不到 20 岁的他便升任塑料花厂的总经理。

　　1950 年，李嘉诚把握时机，用平时省吃俭用积蓄的 7000 美元在筲箕湾创办了自己的塑胶厂，并将它命名为"长江塑胶厂"。

　　1958 年，李嘉诚在北角购入一块地皮，兴建了一幢 12 层大厦，正式介入地产市场。

　　1984 年，"长江实业"购入"香港电灯公司"的控制性股权。

　　1986 年，进军加拿大，购入赫斯基石油逾半数权益。

　　2010 年 7 月 30 日，竞购法国电力集团旗下部分英国电网业务。

　　【启示】一个人要取得创业的成功，必须具备吃苦耐劳、孜孜不倦的个人奋斗精神，独到的判断力，果敢的决策力，以及像"长江"一样知人善用的胸怀。

就业观对一个人的择业起着至关重要的作用，直接决定着其对择业方式的选择。作为一名中职医学生，应全面了解就业的有关问题，树立科学的就业观，并为我们成功就业和人生的发展提供方法论指导。

（一）就业观概述

就业观是指人们对职业选择的基本看法，是人们在一定的世界观、人生价值观的指导下对自己所从事的职业和发展目标的基本认识和态度。就业观对人才求职、择业和进行就业准备有直接的影响，它直接指导人们的职业选择。

就业观是具体化的人生观，是人生价值观在就业问题上的具体体现，不同的人生观支配着不同的就业观。同时，就业观受社会经济、政治等环境的影响和制约。

由于人们对职业功能的不同认识和评价，不同的职业在人们心目中的地位也不同，因而也就产生了不同的就业观。在我国，在传统就业观念的影响下，常见的就业取向一般有：进国家机关当干部，走仕途之路；进国有企业，谋"铁饭碗"；远涉重洋"打洋工"，在国外发展；进科研单位，做技术业务型人员。近年来，由于我国社会形势的变革，人们的就业观念也在变化，并逐步呈现多元化趋势。

（二）树立科学的就业观

许多毕业生根本没有真正意义上的职业生涯规划，即使有规划，也不够全面、系统，不能充分了解自己的个性、兴趣和能力，更不能清楚地分析自己职业发展面临的优势和劣势，所以造成毕业生就业有很大的盲目性。如何能够兼顾社会需求、兴趣爱好和未来的发展空间，这就需要我们不断更新择业观念，做好就业前的思想准备工作。

1. 树立勇于面对竞争的观念　树立竞争就业的思想，需要不断充实和提升自己。当前，人才的竞争更加激烈。人们常常抱怨自己的运气差，有些机会知道得晚了一步，好的职位被别人占掉了。对此，我们要知道"上岗凭本事，提拔靠贡献"的道理，树立竞争就业的思想，不断学习新的知识与技能，不断提高自身的素质，把自己培养成为适应社会需要的优秀医学人才。

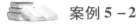 案例 5 - 2

　　玛格丽特·撒切尔是一位享誉世界的政治家。她有一位非常严厉的父亲，父亲总是告诫自己的女儿，无论什么时候，都不要让自己落在别人的后面。撒切尔牢牢记住父亲的话，每次考试她的成绩总是第一，在各种社团活动中也永远做得最好，甚至在坐车的时候，她也尽量坐在最前排。后来，撒切尔成为了英国历史上唯一的女首相，众所周知的"铁娘子"。要想成就一番大的事业，就要具备"永远争做第一"的竞争意识。

2. 树立"先就业后择业"的观念　我们要转变思想观念，打破一步到位、一次选择定终身的观念。在进行职业选择时要避免好高骛远、过分挑剔，树立"先就业后择业"的观念。在这里我们强调的是"先就业后择业"，需要毕业生注重社会经验和实践能力的培养，这样才能为今后的进一步发展和再一次择业打好基础，做好准备，而非毕业后打着"先就业后择业"的旗号到处打短工，因用人单位或个人原因频繁变换工作岗位，时而应聘，时而解约。

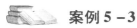
案例 5 – 3

　　某位对电脑情有独钟的男士一直很优秀，毕业后的目标是成为一名电脑技术人员。他去一家电脑公司面试，同时竞争的另有两位男生，一位来自清华大学计算机系，一位来自上海大学计算机系。老板一视同仁，给的试用期是 3 天，工作是卖软件。清华大学的男生当即就放弃了。3 天后，上海大学的竞争对手也主动放弃。最后，他留在了岗位上，在做了 1 个月软件销售员之后，成为这家公司的一名技术人员。堂堂计算机系的本科生，只是做营业员的工作，与自己的目标实在差得太远。碰到这种情况，也许很多人不能保证自己不会像清华大学、上海大学的男生那样主动放弃这份工作，原因很简单，仅仅是跨不出自己给自己划的圈。

　　点评：仔细想想，这位朋友的做法是明智的。他说："我一直告诉自己，我要做一名技术人员，而不是营业员。但是，既然有这份与电脑有关的工作，为什么要放弃？我应该把握它，并做好它。"的确，因为觉得"屈就"而放弃，我们经常会如此选择。其实，哪来那么多"一步到位"？每个人都可能有自己理想的工作目标，希望一步登天式地找到理想中最好的工作，结果却是放走了很多一步一个脚印的机会。不如把自己放在低一点的位置，"屈就"只是一种"积淀"，退一步，说不定是更广阔的天地。

3. 树立自主创业和终身学习的观念　在就业过程中我们要充分发挥自己的能动性、创造性，不能总是依赖学校和家长，而是应该自己到就业市场去观察、体验、实践。我们还应具有自主创业的精神，在有了一定的条件、经验、人脉等资源积累后，开创自己的事业，寻求职业生涯的大发展。

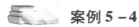
案例 5 – 4

　　在奥斯维辛集中营，一个犹太人对他的儿子说："现在我们唯一的财富就是智慧，当别人说一加一等于二的时候，你应该想到大于二。"纳粹在奥斯维辛毒死了几十万人，父子俩却活了下来。1946 年，他们来到美国，在休斯敦做铜器生意。一天，父亲问儿子一磅铜的价格是多少？儿子答 35 美分。父亲说："对，整个德克萨斯州都知道每磅铜的价格是 35 美分，但作为犹太人的儿子，应该说 3.5 美元。你试着把一磅铜做成门把看看。"20 年后，父亲死了，儿子独自经营铜器店。他做过铜鼓，做过瑞士表上的簧片，做过奥运会的奖牌。他曾把一磅铜卖到3500美元。他已经是考麦尔公司的董事长。然而，真正使他扬名的，是纽约的一堆垃圾。

1974年，美国政府为清理给自由女神像翻新扔下的废料，向社会广泛招标。但好几个月过去了，没人应标。正在法国旅行的他听说后，立即飞往纽约，看过自由女神像下堆积如山的铜块、螺丝和木料后，未提任何条件，当即签了字。纽约许多运输公司对他的这一愚蠢举动暗自发笑。因为在纽约州，垃圾处理有严格的规定，弄不好会受到环保组织的起诉。就在一些人要看这个德克萨斯人的笑话时，他开始组织人对废料进行分类。他让人把废铜熔化，铸成小自由女神像，把水泥块和木头加工成底座，把废铅、废铝做成纽约广场的钥匙。最后，他甚至把从自由女神身上扫下的灰尘都包装起来，出售给花店。不到3个月的时间，他让这堆废料变成了350万美元现金，每磅铜的价格整整翻了1万倍。

思考：文中主人公"用智慧创造财富，以创意改变生活"这种新型的创业观念对于我们有什么样的启示呢？

4. 树立在基层发挥作用的观念 由于传统观念的影响，毕业生和毕业生家长的心理预期过高，选地区、挑单位、讲待遇的现象明显，总是期望毕业后到医疗条件好、待遇高的大医院就业，这样势必造成中职毕业生数量每年大幅度增长的同时，离校毕业生待业的现象开始出现，而且数量呈逐年上升的趋势。如何结合自身条件和优势进行科学的评估及合理的定位，成为毕业择业亟待解决的问题。

随着国家基层医疗卫生事业的发展，乡镇卫生院、中心医院需要大量的医护人员，这无疑为我们提供了广阔的就业天地。所以，中职学校的学生不要总是把眼光放得太高，盯住大城市、大医院，而是要根据自身的学历条件，有的放矢地进行选择，面向基层，把眼光放得更广阔些，才会在适合自己的舞台上发挥所长，尽情施展。

当前的形势下，毕业生都朝着大城市、大医院去，多人争抢一个职位的现象屡见不鲜。我们建议要采取就业策略，从最坏处着想，往最好处努力。可以选择中小城市的医院或者大城市的小医院，甚至与医疗相关的产业先行就业，之后再慢慢调整。同时，青年人应该多与基层人员交流，充分运用自己所学的知识来为工作服务，提高工作效率，使自身所学能够得到充分的利用。

5. 树立发挥专业所长但也注重综合素质的观念 在择业时首先要考虑所学的专业，根据专业特点谋求职业，以做到专业特点与职业要求相匹配，发挥专业优势；同时也要考虑综合素质和能力，一味强调专业对口，会使我们在激烈的竞争中失去很多机会。转变就业观念，是要树立行行建功、处处立业的新型择业观。

知识链接

第二节　求职中的技巧和风险

一、掌握求职技巧

做事要讲究方法，掌握了行之有效的方法，就可以收到事半功倍的效果。求职也不例外，从开始求职到成功，每一步都有方法可循。

（一）求职应聘自荐书

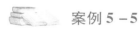 案例 5 – 5

引人瞩目的自荐词

在某人才市场上，招聘人员收到一份自荐信，信的开头这样写道："我是一双眼睛，正把你们注视；我是一只耳朵，正聆听你们求才若渴的心声；我是一匹千里马，正寻觅着伯乐！"招聘人员读完信后相视一笑。很明显，这是一份自我推荐广告！大家都佩服这位学生有胆量，有头脑，纷纷查阅她的档案，其中还有好几位当即与她面谈。这位学生确实有"鬼点子"，方式独特，以情动人，言辞简练，使自己被人瞩目，又不使人反感，为此一单位当即录用了她。

某装饰装潢专业的学生在自荐书的扉页上写着："将技术与艺术相融是我的工作，现代装饰技艺是我的爱好，望有志于同行的朋友携手探索。"这段自荐词给用人单位留下了深刻的印象。

点评：一般来说，书面自荐要求求职者首先认真设计一段精彩的自荐词，自荐词要突出个人的风格，独特的风格使你出类拔萃，是你经验和感受的结果，也是引起别人注意和重视的快捷方式。做到了这一步，求职者才有可能参与面试，获取一个良好的求职机会。

求职应聘自荐书是一种个人重要信息的汇集，要求把自己的学习、实习、实践、获奖等情况进行全面的整理，并形成条目式的清单。客观而精彩的自荐介绍会迅速抓住招聘者的"眼球"。一份有吸引力的求职应聘自荐书能够打动招聘者并赢得面试机会，是我们开启事业成功之门的钥匙。

一份完整的求职应聘自荐书应该包括以下几部分的内容：

1. 封皮 封皮要设计得美观、简单、大方，能够与你的求职意向相吻合。

2. 自荐信 自荐信要写得简单、明了，主要介绍个人基本情况、专业、学校、求职意向、技能、经验、性格与自我评价、祝福语等，联系方式附后，再加上标准公文格式。

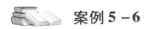 **案例 5 - 6**

自荐信范文

尊敬的领导：

您好！首先感谢您能在百忙之中浏览我的自荐信，为我开启一扇希望之门。我叫范晓蓉，是大同市卫生学校 2010 届护理专业中专毕业生。面对社会上纷繁错杂的就业岗位，我经过认真思考，做了一次慎重的选择，将贵医院作为我的第一就业目标。

在校期间，我始终积极向上，奋发进取。经过两年专业课程的学习，已具备了较为扎实的护理专业基础理论知识；实习中培养了敏锐的观察力，正确的判断力，独立完成工作的能力，严谨、踏实的工作态度，能正确回答带教老师的提问，规范熟练地进行各项基础护理操作。在生活中我把自己锻炼成为一名吃苦耐劳、热心主动、脚踏实地、勤奋老实、独立思维、身体健康、精力充沛的人。

由于我是一名应届毕业生，我深知自己的知识仍然停留在理论阶段，经验还比较欠缺。正因为如此，我更加迫切需要贵医院能给予我实践的机会。我愿意从基层做起，本着吃苦耐劳的精神发挥自己的专业所长，为病人提供最认真的医疗服务，为贵医院的发展贡献我的光和热！

希望您能透过这份自荐信看见一个充满活力、热情好学的未来白衣天使！愿您能给我一次面试的机会。渴盼贵医院的佳音，再次感谢您！

此致

敬礼

自荐人：范晓蓉
年　月　日

知识链接

求职信的写作与注意事项

求职信的结构一般由开头、主体和结尾三部分组成。

①开头部分：一般包括称呼和引言。称呼一般由姓氏加职衔或官衔组成。大部分人既有职衔又有官衔组成，一般以高者、尊者称呼。

②主体部分：主体部分是求职信的重点，要简洁而有针对性地概括简历的内容。要突出自己的长处和优势，使对方觉得你的各方面情况与招聘条件相一致，与有关职位要求、特点相吻合。一般包括：阐明求职资格、工作经验、参加过的有关社会活动、个人的兴趣和爱好；简述自己具备的教育资历、工作经验和个人素质；重申自己的求职动机，简要说明对未来的设想；提示说明求职信中的有关附录或证件。

③结尾部分：结束语要令人回味而记忆深刻。要把你想得到工作的迫切心情表达出来，请用人单位尽快答复，以恰当亲切的方式请求安排面谈。内容具体简明，语气要热情、诚恳而有礼貌，别忘了向对方表示感谢。

3. 履历表　表格设计一定要美观大方，字体字号要设计得合适。简历表格尽量放在同一页上，要写明个人基本情况、学业情况、实习经历、专业特长和求职意向五部分内容（表5-1）。

表5-1　个人履历表的具体内容

项目	具体内容
个人基本情况	列出自己的姓名、年龄、性别、籍贯、政治面貌、学校和专业等基本信息，此外还有健康状况、爱好与兴趣、联系方式等
学业情况	写明各阶段学习的起止时间，在中职学校所学主要课程及考核成绩，在班级所担任的职务，在校期间所获得的奖励和荣誉，考取的职业资格证书等
实习经历	包括实习单位的名称、实习内容、实习时间、从事工作的内容和性质等
专业特长	写出专业设计成果、专业比赛的奖项、实习中的创造发明，以及与招聘岗位相关的个人特长
求职意向	写明自己希望得到什么样的工种或岗位，还可以写明自己的发展目标

4. 个人所附其他资料　一般包括毕业证、在校学习成绩、职业资格证书、获奖证书、计算机等级证书和学校推荐材料等。

（二）面试技巧

在当今就业形式日益严峻的现实面前，求职应聘中必须具备的知识、素质和临场应变能力已经成为决定我们求职成功的关键。参加面试是求职择业必须经过的一关。那么在我们的学历和资格证件符合用人单位要求的前提下，怎样轻松面对这种双方面对面的交谈呢？给招聘者留下良好的"第一印象"和具备一定的求职技巧是非常重要的。

1. 面试前

（1）着装　应聘面试，第一印象很重要，衣着装扮不容马虎，着装得体可以让自己在应对进退之间更有信心。着装要整洁、大方、庄重，充分体现自己的良好风貌和审美情趣。

（2）心理　由于面试成功与否关系到求职者的前途，所以人们在面试时往往容易产生紧张情绪，有些同学甚至可能由于过度紧张而导致面试失败。因此必须设法消除过度的紧张情绪，保持一种积极的精神状态和良好的风貌。既要重视面试，又要以平常心对待面试，这样才能自信应试，确保在众多面试者中脱颖而出。

知识链接

面试前消除紧张情绪的几种方法

①保证睡眠：一定要按正常作息，保证足够的睡眠。

②进食早饭：按日常习惯进食早餐，避免因为饥饿产生紧张情绪。

③翻阅杂志：面试前翻阅一本轻松活泼、有趣的杂志书籍可以转移注意力，克服面试时的怯场心理和焦虑情绪。

④准备问题：可以与同伴轻声细语聊聊接下来会涉及的应聘内容、专业知识，也可以各自准备开场白和可能被问到的问题，以此来缓解情绪。

⑤建立自信：面试前选择自己擅长的体育运动，轻松地赢得比赛会极大地增强你的自信心，营造良好的心理情绪。

2. 面试中

（1）进门　进门时应先敲门，得到允许时再进入，不可随意闯入。开门动作要轻，要从容、自然。打招呼时，称呼要得体。交谈中多使用"您""谢谢""请多关照""再见"等礼貌用语，注重细节。离去时应询问"还有什么要问的吗"，得到允许后应微笑起立，道谢并说"再见"，出门时顺手关门。整个过程中应大方得体、不卑不亢。

（2）倾听　倾听也是一种重要的交流沟通信息的技巧，是获取成功的重要因素。面试的实质是主试者与应试者进行信息交流而获得全面评价的双向过程，形式上充分体现在"说"和"听"上。应试者首先要做一个好的聆听者，要显示出对别人的尊重，让人觉得和你对话时容易产生共鸣。同时，只有通过专心致志地听，才能抓住问题的实质，否则就会答非所问。

（3）应答　语言表达艺术标志着应试者的成熟程度和综合素质，是主试者获取信息的最主要途径。对应试者来说，掌握语言表达的技巧是相当重要的，准确、灵活、恰当、得体的口语表达是面试成功的关键。

常见的语言表达技巧

①口齿清晰，语言流利，文雅大方。

②语气平和，语调恰当，音量适中。

③语言含蓄、机智、幽默。

④注意听者的反应，适时调整自己的语言、语调、语气、音量、修辞及陈述内容。

不管是什么问题，都要做出回答，这是最基本的原则。有些专业性很强的问题，而你又确实不懂，就坦率承认，这反倒会赢得主试人员的信任和好感。回答问题时要灵活机智，学会从侧面解答，变否定为肯定。

课堂互动

遇到下面的情况，你会怎样回答呢？

情形一：你没有相关工作经验，主试者却问："如果把这个职位交给你，你有什么样的工作计划？"

情形二：主试者问你是否在食品厂工作过，而你只在酒厂工作过。

对于情形一，除非你有很熟练的相关工作经验或对这个单位状况十分了解，否则可以这样回答："我只有在接手这个职位后，才能根据实际情况制订相应的工作计划。"这样你反而会给主试者留下不空谈、重实际的印象。对于情形二，如果你据实回答这个问题，答案只能是"没有"。你可以这样说："没在食品厂工作过，但我在酒厂工作多年。我认为酒厂与食品厂在某些工艺上有相似之处，而且企业管理方面应当是相通的。"这等于变否定为肯定的回答。

（4）提问　提问不仅是一个礼貌问题，而且也可以显示你的应变和交际能力，从而给主试者留下一个更好的印象。提问必须掌握两个原则：一是不能过于简单，否则会显得幼稚肤浅；二是不能让对方感觉到你在刁难，这样会让双方都进退两难，其结果只能是给主试者留下不好的印象。

知识链接

不能问的几个问题

一是不要问工资。因为在面试阶段还没有到要谈工资细节的时候，问这种问题是不恰当的，而且单位也不喜欢完全冲着工资来的人。

二是不要问自己不确定的事。这样会使招聘人员很反感，而且自己也得不到应有的回答。

三是不要问招聘人员的学历。尤其是毕业于名校的学生更不应问这个问题，除非招聘人员愿意说，或者他自己暗示出来，或者引导你去问他的学历，否则，最保险的办法是不问，以免带来不良影响。

四是不要当面询问面试结果，更不能缠着问。切忌说"请您一定帮忙"之类的话，比较好的做法是在完毕后说声"谢谢"就行了。

五是敏感的话题不要问。敏感的话题容易使招聘人员感到尴尬或不便回答，而且会使人感觉到你不尊重用人单位，是在故意挑衅或刁难。

3. 面试后　面试虽然结束了，但用人单位对求职者的考察并没有结束。面试时的礼节是用人单位考察录用的重要因素，千万不要因为"不拘小节"露出破绽，致使"煮熟的鸭子飞了"。所以，当确定一次面试结束时，求职者应该立即起身，面带微笑地感谢主试者同你面谈。走出时，如果在你前面有秘书或接待人员，也一并向他们致谢告辞。

当然，面试中各种技巧是因人而异的，只有找到适合自己的方法才能事半功倍。虽然面试成功也只是刚刚敲开职场的大门，但只有掌握求职技巧，才能轻松获得进入职场的金钥匙。

二、警惕求职风险

近年来，随着各类毕业生数量的增加和就业压力的不断增大，毕业生的就业焦虑也越来越高，求职心情非常迫切。许多毕业生为了找到一份满意的工作，遍投简历，广搜信息，只要是符合自己意愿的招聘信息，就积极行动，绝不放过，但这也给不法分子造成了可乘之机。不法之徒利用毕业生求职心切的心理，巧设名目，设置求职陷阱，给许多求职者蒙上了难以抹去的阴影，造成了恶劣的社会影响。据公安部门统计，此类案件在近两年内呈急剧上升趋势。面对这些问题，除了学校要加强安全防护措施外，同学们自身在求职过程中更要注意提高警惕，增强安全意识。

由于社会就业形态的不断发展变化，一些非法劳务中介和别有用心的用人单位也不断变换陷阱和骗人花样。那么职场新人该如何擦亮双眼，识破骗局呢？下面介绍几种常见的求职陷阱及规避方法。

（一）求职中常见的几大陷阱

1. 通过不正规的渠道招聘　一些非法中介和网络上的求职公司，不经劳动和社会保障部门批准私自设立，招聘广告贴满墙，可介绍的工作都是假的，骗取钱财才是真的。若有求职者找他们理论，还往往招致拳脚相加。

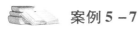 **案例 5 – 7**

　　小王是某大学的应届毕业生。她想通过网络求职，于是将个人资料在互联网上公开，并将手机、寝室电话同时公布。一段时间后，小王接到一个自称是上海一家公司的电话，称为了核实其大学生身份和家庭情况，要求小王告知其家庭电话号码。小王觉得用人单位想核实她的真实情况也是正常的，于是将家庭电话告诉了对方。就在这段时间里，远在郑州家中的王父接到了自称是武汉市某医院急救中心主任的电话，称其女因交通事故在医院抢救，需汇款 30000 元到院方指定的账户，否则将影响抢救。王父在与校方、女儿同室同学多方联系未果的情况下，救女心切，当日先后分三次共汇款 25000 元到指定账号。几个小时后，王父通过电话联系上女儿，才得知这一切竟是个骗局。

　　2. 口头承诺高工资，但是首先要缴费　刚参加工作，薪酬不高是正常的。相反，如果出现一个不熟悉的单位提供高薪酬时，毕业生就应该引起注意，因为很多不法人员企图利用高薪待遇为幌子，骗取毕业生所谓的押金、培训费、服装费等。在当前的就业形势下，毕业生千万不要相信在工作的初期就很容易地获得高收入，对有些单位提出的所谓押金、培训费、服装费等，要敢于说不。

　　3. 介绍他人加盟，从事非法传销活动　有些学生因被骗而涉足非法传销，到头来后悔不已。因此，毕业生在求职的过程中如遇到一些单位对你非常主动，把加盟后的前景说得异常振奋人心，并要你介绍朋友和同学一起加入时，就要想想那句老话：天上是不会掉馅饼的。

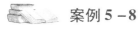 **案例 5 – 8**

　　2011 年 3 月初，海科学院一位 2007 级学生接到在湖州某学院读书的高中同学的电话，称在广东东莞市有一家公司要招聘，待遇丰厚，要其前往应聘。2011 年 3 月 23 日该高中同学又来电，通知他已经顺利通过该公司网上初试，希望其能近期到广东东莞参加面试。于是，该生 3 月 24 日离校，3 月 25 日下午到达东莞，被高中同学和其他传销组织的人员带到一幢民宅的一个房间内控制起来，其人身自由受到限制。手机不能正常使用，只有在来短信或者电话的时候，保证按传销公司人员写的语句回复，才能拿到手机，使用后又立即收缴。每天都要写日计划，一天到晚的日程排得满满的，有"专家"给他上课（洗脑），读"励志书籍"，听如何做新时代的直销、如何两年变成百万富翁、如何赚大钱的讲课。4 月 3 日，该同学用欺骗的方法要母亲汇去 3800 元，交了所谓的"瑞士手表费"，获得了他们"公司"的会员资格，有权利介绍家人和朋友加入这个"公司"。4 月 10 日，该生母亲因一直无法与其正常联系、多次要他回来均不肯回，来到学校求助。在学院领导、家长和同学共同努力下，传销公司迫于学校和家长的压力，加之给该生洗脑未成功，最终答应放该生回校。该生于 2011 年 4 月 12 日返校。这位同学被东莞市的传销组织共骗去 4900

余元，往返 20 天，其中被控制 16 天。该同学的家长、学院领导和老师、同学为此耗费了很多精力。该同学在那里吃不好、睡不好，精神备受折磨，教训十分深刻。

4. 不签订劳动合同或不将承诺写入合同 许多毕业生以为签订了。就可以万事大吉，其实《就业协议书》与《劳动合同》存在着不同。作为一份简单的格式文本，很多诸如工作岗位、工作条件等劳动合同必备条款并不在《就业协议书》中直接体现。因此，单凭《就业协议书》对于学生正式报到就业后的劳动权利无法全面保障。只有签订《劳动合同》才能更好地维护自己的合法权益。

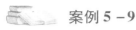 案例 5－9

　　应届毕业生王某与某私企达成工作意向，双方签订了《高校毕业生就业协议》。1 个月后，王某毕业并顺利进入用人单位开始工作，但该企业始终不愿意与小王签订《劳动合同》。王某问询后得到的答复是：双方在《就业协议书》中并没有明确要求何时签订劳动合同，更何况关于工资、劳动期限等条款在《就业协议书》中已有约定，双方没有必要为此再另行签订《劳动合同》。王某觉得双方确实没有约定什么时候签订劳动合同，而单位不签劳动合同似乎也有道理，就不再向单位提起此事。不料一日忽被裁员，公司一分赔偿金也没给，这时王某才后悔莫及。

（二）规避求职风险的方法

1. 拒交各种名义的费用 任何招聘单位，以任何名义向求职者收取抵押金、服装费、产品押金、风险金、报名费、培训费等的收费行为，都属于违法行为。

2. 不轻信许诺到外地上岗 对外地企业或某某外地分公司、分厂、办事处的高薪招聘，无论其待遇多好，求职者千万要保持清醒的头脑和高度的警惕，不要轻信其口头许诺，一是不去，二是到劳动保障部咨询并办理手续，否则会吃大亏，可能会被骗工、骗钱，甚至被人贩子骗卖，到时候悔之晚矣。

3. 不要将重要的证件作抵押 不要将自己的身份证、学生证、毕业证等相关重要证件作抵押。有的用人单位以保证学生实习时间等为由，扣押学生的证件。根据相关规定，任何单位都不能扣押证件。

4. 掌握劳动法规和相关政策 主动学习一些劳动法规和相关政策，提高自己的求职素质和独立思考的能力。

5. 多种途径了解公司的背景 在求职者正式进入公司之前，想方设法加强对企业的了解，以免误入骗子设下的陷阱。可以通过网络查找该招聘单位的相关资料，注意招聘单位的营业执照等相关证件。一些以租用房间作为应聘地点的单位要警惕。记住工商部门咨询电话：12315，有疑问时及时查询。

6. 谨慎签订劳动合同 与用人企业签订合同时要注意"三看"：一看企业是否经过

工商部门的登记以及企业注册的有效期限，否则所签的合同无效；二看合同字句是否准确、清楚、完整，不能使用缩写、替代或含糊的文字表达；三看劳动合同是否有一些必备的内容。

7. 发觉被骗应及时报案 如果发觉被骗应该及时通知辅导员（班主任）或家长，应拨打110与公安局取得联系，以保护自己的人身和财产安全。

第三节　做好从"医学生"到"职业人"的角色转换

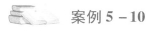 **案例 5 – 10**

　　医学院校毕业的小王是一个非常有个性的人。他喜欢发表自己的见解，在行为方式上追求特立独行，在着装上也注重个性，一身打扮酷酷的，办公桌上还摆设了很多与办公无关的小玩具。这样没几天，周围的人就开始对他指指点点。

　　点评：初入职场的毕业生都希望能够将自己的所学运用到实际工作中，准备大干一番。然而，有人会发现自己不能融入新的集体和环境，甚至终日无所事事，空有一身的力气却无处使。面对理想和现实之间的差距，很多毕业生开始怀疑自己的知识技能和适应能力，工作积极性也受到极大的挫伤。这就要求初入职场的毕业生能够迅速转变角色，完成从"学校人"到"职业人"的成功转换。

一、医学生就业后的角色转换

（一）"医学生"和"职业人"的区别

1. 正确认识"医学生"和"职业人" 医学生大多处在十七八岁这一年龄阶段，是人生中增长知识、发展智力、求学成才的关键阶段。他们的中心任务是努力学习以专业知识为主的多方面知识，培养以专业能力为主的各种能力。因此，这是一个接受教育、储备知识、培养能力的重要阶段。另外，由于医学生以学习为主，经济上主要依靠家庭，所以，可以这样界定医学生：在社会教育环境的保证下和家庭经济的资助下，学习医学知识，培养医学能力，全面提高自身素质，努力使自己成长为社会的合格医学人才。

　　而职业人在某种意义上可以这样界定：在某一职位上，以特定的身份，依靠自身知识和能力并按照一定的规范具体地开展工作，在行使职权、履行义务为社会做出贡献的同时取得相应的报酬的人。

　　综上所述，"医学生"与"职业人"的不同在于：一个是受教育，掌握本领，接受经济供给和资助，逐步完善自己；一个是用自己掌握的本领，通过具体的工作为社会付出，以自己的行为承担责任，并取得相应的报酬。

2. 学生角色和职业角色的联系与区别　我们中职生在不同的时期将分别扮演"医学生"和"职业人"这两种角色。要想扮演好这两种角色，既不能割裂二者的联系，也不能将它们混为一谈。这两种角色的联系在于：学生角色是职业角色的基础和前提，而职业角色是学生角色的发展和归宿，同时，二者在社会责任、权利义务、人际关系、社会规范等方面存在不同。（表5-2）

表5-2　医学生和职业人的区别

区别	社会责任	权利义务	人际关系	社会规范
医学生	提高素质，学习医学知识，训练医药技能，为从业做准备	依法接受教育，享受他人劳动成果	受教育者，被关心、被爱护，组织和人际关系简单	遵守校规校纪
职业人	在职业活动中运用知识、技能，创造价值，形成绩效	依法从事职业，为他人服务，取得相应报酬	被管理者，组织和人际关系复杂	遵守职业道德、技术规范、操作规程等

（二）"医学生"向"职业人"的转换

1. 社会角色　就像演员在舞台上扮演不同的角色一样，每个人处在不同的社会地位，从事不同的社会职业（或中心任务），都要有相应的个人行为模式，即扮演不同的社会角色。因此，社会角色就是个人在社会关系体系中处于特定的社会地位，并符合社会要求的一套个人行为模式。学生角色也是一种社会角色。

2. 角色转换　一个人会经常变换自己的角色。比如说下班回家，就要从职业角色变换为家庭成员角色。这种经常性的由上级到下级、由领导到子女、由学生到老师、由主人到客人等的变换即为角色转换。从事职业（或中心任务）的变化，职务的变迁，家庭成员的增减等，都会产生新旧角色的转换。我们毕业后就业，就是从学生角色向职业角色转换，新旧角色转换的过程中必然伴随着新旧角色的冲突。

知识链接

　　几乎所有刚刚迈向临床的护生都会与新的工作环境有一段磨合期。这和在校学习与临床工作二者之间的诸多不同因素有关。当学校的象牙塔遇到临床护理"三班倒"式的工作制度时，就像展翅飞翔的海鸥翅膀上忽然绑了块沉重的石头。当无意间犯的小错误招来病人及其家属和护士长无情的训斥时，她（他）们的委屈再也忍不住，眼泪就像决堤的洪水喷涌而出……

　　所以，护生走向临床前很有必要对自身做个全面评估，客观定位，从小事做起，积累经验，才能顺利转换角色。就像一个讲述三只钟的寓言故事中所说："一只新组装好的小钟放在两只旧钟之间。两只旧钟'滴答，滴答'一分一秒地走着。其中一只旧钟对小钟说：'来吧，你也该工作了。可是，我有点担心你走完三千二百万次后，恐怕便吃不消了。''天啊！三千二百万次！'小钟吃惊不已，'要我做这么大的事情，办不到，办不到。'另一只旧钟说：'别听他胡说八道，不用害怕，你只要每秒滴答着摆一下就行了。''天下哪有这样简单的事？'小钟半信半疑，'如果这样，我就试试吧。'小钟很轻松地每秒钟'滴答'着摆一下，不知不觉一年过去了，它摆过了三千二百万次！"

3. 角色转换过程中容易出现的问题 在从医学生角色向职业角色转换的过程中，往往会面临着新旧角色的冲突。有些人由于受到社会因素、家庭因素尤其是自身认知能力、人格心理发展、意志品质以及情绪情感等因素的影响，不能正确认识角色转换的实质，或者在角色转换中不能持之以恒，便容易出现以下问题。

（1）对学生角色的依恋 即在角色转换过程中容易依恋学生角色，出现怀旧心理。经过多年的读书生涯，我们对学生角色的体验可以说是非常深刻了，学生生活使得我们在学习、生活和思维方式上都养成了一种相对固定的习惯。因此，在职业生涯开始之初，许多人常常会自觉或者不自觉地把自己置身于学生角色之中，以学生角色的社会义务和社会规范来要求自己、对待工作，以学生角色的习惯方式来待人接物，来观察和分析事物。

（2）对职业角色的畏惧 一些医学生在刚走进新的工作环境时，不知道工作应该从何入手，如何应对，怕担责任，怕出事故，怕闹笑话，怕造成不良影响，于是工作上就放不开手脚，缺乏年轻人的朝气和锐气。

（3）客观作风上的浮躁 一些人在角色转换的过程中受社会环境的影响，表现出不踏实的浮躁作风和不稳定的情绪情感。一阵子想干这项工作，一阵子又想干那项工作，不能深入工作内部了解工作性质、工作职责及工作技巧。

知识链接

角色转换是一个艰苦而长期的过程，需要坚持不懈的努力。同时，在角色转换过程中需要注意以下几条原则：

（1）热爱本职工作，培养职业兴趣。

（2）虚心学习知识，提高工作能力。

（3）勤于观察思考，善于发现问题。

（4）勇挑工作重担，乐于无私奉献。

（三）医学生到职业人的转变关键在心态的调整

"医学生"在向"职业人"角色转化的过程中，可以通过角色协调使得角色冲突尽可能地降至最低限度。协调新旧角色冲突的有效方法是角色学习，即通过观念培养和技能训练，提高角色扮演能力，使角色得以成功转换。在角色学习和转换的过程中，关键是心态的调整。

1. 积极心态　应届毕业生初入职场，没有工作经验，这是劣势，但初生牛犊不怕虎，充满热情，做事积极主动，这是在职场工作多年的人无法比拟的。因此，如果你初入职场，不具备这种积极的心态，你就没有优势了。

2. 负责意识　一个人在工作过程中，不可能不出错，尤其是应届毕业生，出错的几率更大。出了问题后，应该主动承担责任，从自身找原因，询问自己还可以做哪些工作，才可以更有效地解决问题，而不应该抱怨、责难其他相关部门或岗位的不作为。只有永远先找自己的原因，主动积极地寻找解决问题的对策，才能最后解决问题，并得到领导的信任。

 课堂互动

　　2011 年 11 月 10 日，湖北省中山医院神经外科护士肖芳在街头偶遇一名呼吸与心脏骤停而倒地的中年女士。她临危不乱，处置果断，以专业的心肺复苏术，配合三次口对口人工呼吸，救活了心跳骤停的王素芬女士，终使患者起死回生。

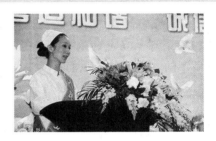

最美护士肖芳

　　肖芳的事迹经网络传播后感动了全国众多网民。她奋不顾身对偶遇陌生人口对口的人工呼吸，被网民称为"天使之吻"，她也因此被网民称为"江城最美女护士"。

　　小组讨论：我们要学习肖芳哪些精神？如果你遇到这样的事情，你该怎样做？

3. 脚踏实地　应届医学毕业生心中充满了理想，进入医院后，如果发现所从事的工作与期望的工作存在差距，千万不要灰心、埋怨，甚至消极怠工，而是必须脚踏实地地做好本职工作，这样才有机会走得更远。

4. 付出心态　现在有些单位的薪酬体系没有那么完善，在内部和外部的公平性方面有待提高。作为一名医学生，可能你的薪酬与一个保安员的薪酬没什么区别，甚至更低。对此，你不必过多关注不公平的薪酬本身，首先要做的是付出你的劳动，取得业绩。要相信你的业绩别人是看得到的，你一定可以拿到应该属于你的那一份。也只有到你做出成绩时，你才有资格说"我的工资应该跟别人有所区别"。

5. 为自己工作　很多人喜欢把自己定位为一个打工者。如果把眼光放得宽一些，你就会觉得在一个企业工作只是你漫长职业生涯中的一段。你工作的这个企业只是实现自己梦想和远大前途的一个载体，当你在工作中不断提升自己的能力和业绩时，你已经离梦想越来越近了。因此，为什么要把自己定位为打工者，而不是去努力地创造这种双赢的局面呢？想开这一点，工作起来会快乐许多，更有成就感。

知识链接

　　吴孟超，这位被誉为中国肝胆外科创始人的老医生，不用说他那几页纸才能记录完的奖项，单看近90岁的高龄，还坚持几个小时甚至十几个小时地站在手术室，去做年轻人都会觉得累的工作，已足够令人敬佩。

　　如此高龄，而且早已是功成名就，按照世俗眼光，实在是没有什么值得他如此付出——除非是对病人甚至这个行业有着发自肺腑的热爱。"我只想为病人手术，而且我也喜欢这些。"吴孟超自己的话是最好的诠释。正是因为"喜欢"，他才能练就稳、准、快的"吴氏刀法"，挽救无数人的生命，也才能几十年如一日地乐在其中。

二、培养适应社会、融入社会的能力

　　从业之初，从相对简单的学生角色转变到相对复杂的社会职业角色，理想与现实之间的差距比较大，面临一些困难和挑战，我们会产生一些矛盾和不适应，但关键是以什么样的姿态来应对这种不适应。事实证明，不同的态度会有不同的结果，积极的态度就会取得良好的效果。

（一）立足工作岗位，树立新的意识

　　刚刚毕业的学生在走上工作岗位之前往往对角色转换的认识模糊，对即将从事的职业缺乏全面准确的了解。因此，应当树立以下几方面的意识，形成职业观念。

　　1. 独立意识　学生角色的经济不独立性及社会责任的不完全性，决定了学生的依恋性。走上工作岗位后，学生已经成为社会认可的具有独立资格的真正意义的社会人，在生活上要自理，尤其是在工作上要独当一面，承担一定的社会责任。

课堂互动

　　带着梦，她离开了校园，开始了临床实习生活。第一次入病区，她欣喜、好奇。当被告知第一周不允许操作只能见习时，她有点失落，但这并不影响她学习的欲望。跟着带教老师，她细心观察，积极配合，渴望在这里学得更多更好。

　　老师一次次地示范，一次次地鼓励，她一次次地操作，一次次地总结，直到自己穿刺成功，找到了老师常说的"落空感"。她在日记中这样写道：第一次穿刺成功，我很开心，很有成就感，我希望这样的快乐可以延续……

　　3个月后，她经历了几个科室的培训，以为自己已经很不错了。可当她信心满怀地端着治疗盘独自去给一位患者扎针时，她的心情又一次沉落谷底……

　　"你是实习生吧？不行就别来扎，拿病人做实验算怎么回事？叫你老师去！"

"对不起，给您带来了痛苦……"

刚出病房，她听到刚才那位家属说："也不知道谁那么倒霉，让这些实习生扎的第一针，那一定很疼……"她心里在说：第一针扎的就是我自己。

实习结束时，她不再是当初那个天真的、无知的、对什么都好奇的小姑娘，她成了老师的得力助手，能独立完成老师交给的每一项操作。

毕业后，她应聘到一家医院工作。新的环境，新的工作程序。她发现，学习真的是永无止境。

每天，穿梭于病房里、走廊上，无论是谁，她都要笑脸相迎。谁会没点烦心的事情？谁能没个郁闷的时候？可是在工作中，她总是那样执著地带着微笑。

小组讨论：你也能向这位护士一样出色地完成自己的角色转换吗？你认为适应环境、转换角色是一件容易的事吗？

2. 团队意识 人是社会的人，社会的发展与进步离不开人们的密切协作。但由于学生角色中心任务的特殊性，学校环境的相对封闭性，使得一些毕业生的协作精神和团队意识远远不能满足职业的要求。实践证明，在人的社会联系高度紧密的今天，一项大型工程的开展，一项科研项目的完成，一个生产过程的组织与管理，单靠某个人的力量显然是不够的，必须是几个、几十个甚至成百上千个人共同劳动，互相配合，互相协作才能完成。这就要求每一个成员都要有互相协作的团队意识，从整体利益出发，个人利益服从整体利益，顾全大局，并建立和谐的人际关系，创设一个友好的合作氛围。

3. 主人翁意识 毕业生多数要参与生产、管理和决策等实践活动，对所在的单位和部门承担更多的社会责任和义务。一个人工作成绩的好坏，不仅和自己的前途有着密切的关系，而且与单位和部门的兴衰荣辱休戚相关。因此，医学生要牢固树立主人翁意识，以国家兴旺、民族强盛和医学发展为己任，立足本职，做好工作。

（二）坚持学习求教，不断完善自我

1. 智力因素 医学毕业生已经具备了获得职业技能的基础条件，即比较扎实的基础知识和专业知识。但是社会角色的适应过程是一个自我不断学习、不断完善的循序渐进的过程。初到工作岗位，自身的知识量不一定足够大，知识结构并不一定合理。因此，医学生要根据职业的特点、性质、工作程序及其相互关系，不断学习新知识，增强自身素质和能力，提高工作技能和业务水平。

2. 非智力因素 除了根据自身情况需要补充学习必需的专业知识外，非智力因素也是影响毕业生职业技能获得、自我完善的重要因素。非智力因素包括情绪、自信心、意志力、观察力和思考力。

知识链接

　　护士工作中"观察能力"的培养是非常重要的。从护士工作的第 1 天起，就要让她们明白这样一个道理：病情观察关系着患者的安危，护士的能力、水平、经验往往在护理观察中体现出来。护士通过敏锐的观察，可及时发现病情变化，使患者得到及时处理而转危为安。如果因为观察不到位而使患者失去救治的机会，是护士极大的耻辱。要使护士养成主动观察、善于观察的习惯，防止其养成重操作、轻观察，重有形事物、轻无形事物，重表象、轻实质，重机械观察、轻分析思考的不良习惯。

（三）准确把握自己，慎重重新选择

　　对社会职业的选择，医学生要根据自己的专业、特长、兴趣等，寻找适合自己的工作，以免走不必要的弯路。但是，因为自身能力、机遇，或者工作单位等方面的变化，一些毕业生就业后需要重新选择职业。这时就要求毕业生准确地把握自己，具体情况具体分析。一方面，要珍惜第一次职业的选择，认真地、实事求是地分析自己对职业不满意的原因。如果因为自己的眼光太高，那么就应当自觉地调整自己，热爱自己的职业，从点滴做起，踏踏实实地工作；如果因为自己的能力不够，那么就应当虚心学习，不断提高自己的素质，单单抱怨单位是没有道理的。另一方面，如果确实因为客观的原因，经过自己的努力和调整仍然难以适应现有的社会职业，可以谨慎地调整自己，重新选择职业。

第四节　自主创业实现理想

 案例 5-11

台湾经营之神王永庆的创业之路

　　王永庆原籍福建省安溪县，家里的生活很艰辛。15 岁就辍学到茶园当杂工，后来又到一家店铺做学徒。16 岁他用借来的 200 元钱做本金在嘉义开了一家小型的米店，他从这里找到了突破口，精心经营。王永庆每次卖米都会把石头、砂子都挑出来，同时还主动将米送上门。由于处处替顾客设想周到，他的生意越来越好。在小有积蓄之后，王永庆又开办了一家碾米厂。

　　在 20 世纪 40 年代中期，台湾地区的建筑业发展迅速，王永庆敏锐地发现了这一点，便抓住时机，抢先转向经营木材，结果获利颇丰。

　　50 年代初，台湾的工业部门推出一系列工业发展计划，其中包括兴建石化工业基本原料——聚氯乙烯。当时，这个项目并不被人看好，但是王永庆却大胆接手。当地一个有名的化学家，公然嘲笑只有小学文化的王永庆根本不知道塑胶为何物，开办塑胶厂肯定要倾家荡产。但是，王永庆却并不理会别人的议论，毅然成立了台湾塑胶工业股份有限公司。然而，让他没有想到的是，台湾本地对塑胶的需要量并不大，产品一出厂便严重滞销，因此绝大多数股东纷纷退股，王永庆也面临着创业伊始的最大挫折。滞销事件发生后，王永庆只好变卖了自己的所有产业购买了台塑公司所有的产权，完全独立经营。他改变了经营策略，吸引了更多的海外客户，从而也增强自己企业竞争的能力，他的公司在台湾商界终于有了一席之地。经过几十年的奋斗，王永庆领导的"台塑集团"1984 年时资本额高达 45 亿美元，成为台湾企业的领跑者。

一、树立创业意识

（一）创业及其含义

1. 创业的概念　创业的概念有广义和狭义两种。从广义上说，创业包括个人以工资形式就业后，在现有的岗位上努力工作，不断创新，把原有的事业开拓壮大，也就是通常所说的"岗位创业"；从狭义上说，创业是指人们为了自己的生存与发展而创造性地投资兴办经济实体，并获得经济利益和社会利益的实践过程。创业的突出特点是自主性。

📚 **名言点击**

在 21 世纪，改变你命运的只有你自己，别期盼有人会来帮助你。从现在开始，"学习、改变、创业"是通往新世界的唯一道路。

——摘自美国《时代周刊》

2. 创业的三层含义

（1）创业是对机会的追求。创业者需要把握环境的变化和发展趋势，而且往往是尚未被人们注意的领域和时机。

知识链接

杰夫·贝索斯（Jeff·Bezos）曾经是一个成功的程序员，在 20 世纪 90 年代初期供职于华尔街的一家投资企业。1994 年，他注意到利用互联网的用户呈爆炸性增长（当时每月的涨幅甚至达到了 2300%）。这件事不断地影响着杰夫，他决定放弃他的工作而去追求他认为将出现巨大机会的互联网零售市场，创办了亚马逊公司。随后正如他所说，历史表明他的选择是正确的。今天，亚马逊公司通过它的知名网站（www. amazon. com）销售书籍、音像制品、照相机、轿车、家具、珠宝及大量的其他商品。

（2）创业的重要主题是创新。创业精神包含了变革、革新、引入新方法，包括新产品、新服务或者是做生意的新方式。

职场链接

创新助她成功创业

黛娜·莫哈哲（Dineh Mohajer）是一个创业精神的典型。作为一位对时装和流行款式很敏感的年轻女人，她不喜欢商店里出售的亮丽鲜艳的口红，这种亮丽的颜色与她着装的品位不相称。她想要的是柔和的口红，这种口红才与她着装的品位相匹配。当她发现在商店里找不到这种颜色的口红时，就决定自己来配制它。当她听到朋友们热烈地评论她自制的口红颜色时，她决定制作一种样品在洛杉矶的高档商店出售。正如事前预料到的，她的产品立刻销售一空。今天，她的公司在全美国时尚和新潮的商店中销售完整系列的化妆品，所有这些产品都来自她的创意。

（3）创业的目的是效益的增长。创业者追求经济利益的增长，他们不满足于停留在小规模或现有的规模上，希望自己的企业能够尽可能地发展壮大。

知识链接

创业的特点

①开创性：创业对于任何创业者来说，都是一项前所未有的事业。创业的精神实质是开拓创新，要求创业者开拓新的领域、新的事业。这个领域可以从无到有，从小到大，从弱到强。

②动态性：创业是一个过程，始终处于变动状态，其中最大的特点是不能守业。

③社会性：创业是群体的社会行为，即使是个性创业行为，也会对社会产生影响。

④艰辛性：创业的过程是艰苦的劳动过程，需要创业者有充分的思想准备。有时创业者在付出努力的同时，还要付出一定的代价。

⑤持续性：创业不是一朝一夕的事，需要做长时间艰苦奋斗的准备。

⑥风险性：自主创新是有风险的，创业的环境有不确定性，创业过程中的风险是不以人的意志为转移的。

⑦盈利性：创业者在个人奋斗的同时，也为社会创造了财富。

（二）创业意识及培养

1. 创业意识的概念　所谓创业意识，是指在创业实践中对人起到动力作用的个性心理倾向，包括需要、动机、兴趣、理想、信念和世界观等因素。它支配着创业者活动的态度和行为，是创业素质的重要组成部分。

2. 创业意识的培养　创业意识不是与生俱来的，而是在后天的学习和实践中逐步养成的。然而，创业意识的培养是一个漫长而艰辛的过程，不能头脑一热，便有决心，一遇困难就被吓倒。那么，怎样培养自己的创业意识呢？我们可以从以下几个方面加强创业意识的培养。

（1）追求卓越的动机 创业者常会挑战自己设立的标准，去追求具挑战性的目标，他们有高度的成就动机。设立高但可达到的目标使创业者能集中他们的精力，精算各种机会，懂得对什么说不。他们也可借此排定优先级，并衡量自己的成果。成功的创业者重视自己正直形象的树立，说了就会去做，这种高标准的个人特质使他们具有良好的人际与事业关系，也使他们的事业能更持久。

（2）培养才识、胆略和极强的心理承受能力 创业者应具有长远的预见力，对当前和未来市场的敏锐洞察力，对自身所处的产业、顾客与竞争了如指掌。这种远见卓识使他们能够抓住转瞬即逝的商机，制造机会，走上创业和持续发展之路。

创业通常伴随很高的风险及模糊与不确定性，这就需要创业者具备较强的行动力，即胆略。伴随着事业的范围和规模日益扩大，取得的成就也就越大，而风险也与日俱增，这就需要创业者具备极强的心理承受能力。

 案例 5 - 12

史玉柱东山再起之路

史玉柱，1984 年毕业于浙江大学，1989 年深圳大学研究生毕业，当年即下海创业并推出一套桌面中文电脑软件，4 个月的营业收入就超过 100 万元。1991 年，巨人公司成立。

由于巨人公司领导层不成熟，决策上出现了一系列的重大失误，盲目搞多元化，搞房产，上保健品，投资软件业，又经营了服装，筹建 38 层的巨人大厦，后来加高为 70 层，号称当时中国第一高楼，所需资金超过 10 亿元，导致公司出现严重的财务危机。1997 年初，媒体披露了巨人集团资产已被法院查封、集团拖欠员工 3 个月工资、一名副总裁和七名分公司经理携款携物失踪，以及其保健品开发付出上亿元学费等事实，巨人集团迅速瓦解。

在这种四面楚歌，墙倒众人推的形势下，史玉柱不但背负着巨额债务，而且也顶着巨大的压力。但他并没有就此消沉，而是悄悄地四处奔走，向人求教，寻找东山再起之策。1998 年，史玉柱带领自己的核心团队分别在上海和珠海注册公司，扮演幕后老板，进行"第二次创业"。2000 年，公司推出"脑白金"产品，在猛烈的广告营销下销售额超过了 10 亿元。史玉柱东山再起，当选 2001 年度中国经济十大风云人物。

创业通常伴随着极大的风险，而史玉柱在 1998 年研究生毕业时放弃完全可以享受到的舒适安逸的工作，走上创业之路，就显示了一代创业者的才识和胆略，在公司经营出现重大失误时，能够顶住压力，破釜沉舟，汲取教训，重新再来，最终修成正果。

（3）具备团队合作和社会交往能力 创业者不会单打独斗，他们会建立一个团队，信任团队成员，并给予他们适当的权责，使他们成为能完成任务的佼佼者。创业者具有凝聚团队成员共识，一起为共同目标努力的能力，会和真正有贡献的人分享财富。这种团队合作精神，使得事业不断做大做强。

（4）挖掘创造力、自信与适应力 面对高度的不确定性及快速的改变，组织者必须迅速、有效地做出反应。创业家相信自己，相信成就来源于自我的控制力、影响力，并相信自己能影响结果。成功的创业家能看到最细小的地方。研究结果也显示创业家是行动者，他们愿意承担营运失败的责任，愿意采取行动去处理没有人能解决的问题。成功的创业家有很强的适应力，他们总想知道自己表现的结果，常使用反馈的方式去获得相关的信息，这也是从错误中学习，因此创业家也常被称作是优秀的倾听者与快速的学习者，使他们在未来不会犯相同的错误。

二、创业者应该具备的素质

创业，是一个发现和捕捉机会，创造出新颖的产品，提升服务，实现其潜在价值的过程。创业能否成功，与创业者的素质关系极大。

知识链接

●英国的科林·巴罗在《小型企业》一书中提出小企业人的6个特点：① 全身心投入，努力工作；② 接受不确定性；③ 身体健康；④ 自我约束；⑤ 独创性和敢冒风险性；⑥ 计划与组织能力。

●美国的唐·多曼在《事业革命》一书中提出了创业者的5种人格特征：① 愿意冒风险；② 能分辨出好的商业点子；③ 决心和信心；④ 壮士断腕的勇气；⑤ 愿意为成功延长工作时间。

●美国的第姆·伯恩在《小企业创业蓝图》一书中提出了对企业家的四点要求：① 信心；② 专门知识；③ 积极主动的态度；④ 恒心。

根据我国的创业环境及众多成功案例，创业者应锻炼以下几方面的基本素质：心理素质、身体素质、知识素质和能力素质。

（一）心理素质

所谓心理素质是指创业者的心理条件，包括自我意识、性格、气质、情感等心理构成要素。作为创业者，自我意识特征应该自信和自主；性格应该刚强、坚持、果断和开朗；情感应该更富有理性色彩。成功的创业者大多是不以物喜，不以己悲的，面对成功和胜利不沾沾自喜，得意忘形；在碰到困难、挫折和失败时不灰心丧气，消极悲观。

（二）身体素质

所谓身体素质是指身体健康、体力充沛、精力旺盛、思路敏捷。现代小企业的创业与经营是艰苦而复杂的，创业者工作繁忙，工作时间长，工作压力大，如果身体不好，必然力不从心，难以承受创业重任。

（三）知识素质

创业者的知识素质对创业起着举足轻重的作用。在知识大爆炸、竞争日益激烈的今天，单凭热情、勇气、经验或只有单一专业知识，要想成功创业是很困难的。创业者要进行创造性思维，要做出正确决策，必须掌握广博知识，具有一专多能的知识结构。

（四）能力素质

创业能力是一种特殊的能力，这种特殊能力往往影响创业活动的效率和创业的成功。创业能力包括决策能力、经营管理能力、专业技术能力与交往协调能力等。

知识链接

经营管理能力

经营管理能力是指对人员、资金的管理能力。经营管理能力的形成要从学会经营、学会管理、学会用人、学会理财几个方面去努力。

①学会经营。创业者一旦确定了创业目标，就要组织实施。为了在激烈的市场竞争中取得优势，必须学会经营。

②学会管理。要学会质量管理，始终坚持质量第一的原则，树立牢固的质量观；要学会效益管理，始终坚持效益最佳原则，做到不闲人员和资金、不空设备和场地、不浪费原料和材料，使创业活动有条不紊地运转。学会管理还要敢于负责，创业者要对企业、员工、消费者、顾客以及对整个社会都抱有高度的责任感。

③学会用人。市场经济的竞争是人才的竞争，谁拥有人才，谁就拥有市场，拥有顾客。要善于吸纳比自己强或有某种专长的人共同创业。

④学会理财。学会理财首先要学会开源节流，其次要学会管理资金。创业者心中时刻装有一把算盘，每做一件事，每用一笔钱，都要掂量一下是否有利于事业的发展，有没有效益，会不会使资金增值，这样，才能理好财。

⑤要讲诚信。就创业者个人而言，诚信乃立身之本，"言而无信，不知其可也"。创业者在创业过程中，如不讲信誉，就无法开创出自己的事业；失去信誉，就会寸步难行。诚信，一是要言出即从；二是要讲质量；三是要以诚信动人。

📚 **名言点击**

创业对大多数人而言是一件极具诱惑的事情，同时也是一件极具挑战的事。不是人人都能成功，也并非想象中那么困难。但任何一个梦想成功的人，倘若他知道创业需要策划、技术及创意的观念，那么成功已离他不远了。

——哈佛大学拉克教授

三、医学生在校期间的创业准备

1. 医学生应该在日常生活和学习中不断培养自己"想创业、敢创业"的心理素质，这是创业成功的必要前提。

（1）独立、自主的心理素质。创业的重要主题是创新，创新精神首先要求创业者能够自主抉择，即在选择人生道路、创业目标时，有自己的见解和主张。其次要求创业者能够自主行动，即在行动上很少受他人影响和支配，不因循守旧、步人后尘，能按自己主张将决策贯彻到底。中职医学生要养成"自己想办法"的习惯，不要总是依赖父母，从现在开始培养自己解决事务的能力，不要让别人替自己收拾残局。要学会通过不断的实践和磨炼来增加自己的判断力和思考问题的能力。同时，创业者在生活上还要加强动手能力的培养。

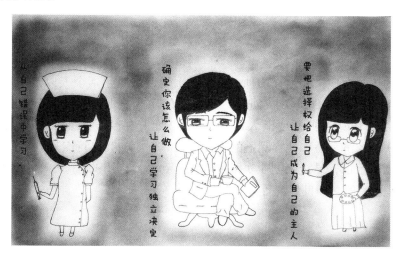

我的创业宣言

（2）善于交流、合作的心理素质。医学创业者需要与客户、公众媒体、企业内部员工打交道，需要通过语言、文字等多种形式与周围的人进行有效的交流与沟通，这样才能排除障碍，化解矛盾，增加信任，降低工作难度，从而有助于事业的成功。医学生在校期间就应该培养自己的人际交往能力和团队合作意识，敢于同不熟悉的人打交道，善于表达诚意，宽以待人，建立和谐的人际关系，为今后成功创业打下良好的基础。

（3）坚持不懈、勇于拼搏的心理素质。在市场经济大潮中，创业者必须能够根据市场的需要和变化确定正确而且令人奋进的目标，必须有胆有识并带领员工摆脱逆境，实现目标。这就要求有创业理想的医学生在日常的学习和生活中树立积极进取的思想观念，敢于尝试和参与班级活动，参加社团组织，从而培养自己的拼搏精神，不断挖掘自己的潜能。

（4）克服盲目冲动、善于自我调节的心理素质。在创业过程中，需要善于克制，防止冲动，积极有效地控制和调节自己的情绪，使自己的活动始终在正确的轨道上进行，不会因一时的冲动而引起缺乏理智的行为。中职医学生应该加强自我控制力，遵守校规校纪，不因盲目冲动而违法违纪，要养成平和处事、理智做人的品格和心性，要善于总结经验和吸取教训，能够面对现实及时做出适当的调整，为将来积蓄力量。

2. 医学生应该积极参加社会实践，积累创业的经验，培养自主创业的能力。因为中职医学生年龄偏小，资历尚浅，自主创业的条件还未成熟，可以尝试先到医药公司等医疗机构打工磨炼，等考取相应的执业证书或经验丰富后再考虑自主创业。

（1）医学生要学会把握医学实习、社会实践的机会，通过到私立医院、私人诊所、药厂、药店实习和兼职打工获取求职体验，从而了解市场，磨炼心志，积累经验。

（2）要注重与有创业经验的亲朋好友交流，通过这种人际交往途径获得最直接的创业技巧与经验，这将使医学生在创业过程中受益无穷。

同步训练

一、填空题

1. 创业的概念有广义和狭义两种。从广义上说，创业包括个人以工资形式就业后，在现有的岗位上努力工作，不断创新，把原有的事业开拓壮大，也就是通常所说的（　　）；从狭义上说，创业是指人们为了自己的生存与发展而创造性地投资兴办（　　），并获得经济利益和社会利益的实践过程。创业的突出特点是（　　）。

2. 所谓创业意识，是指在创业实践中对人起到动力作用的（　　），包括需要、动机、兴趣、理想、信念和世界现等因素。

二、单项选择题

1. 下列关于人生观与就业观二者关系的表述中，不正确的是（　　）
   A. 人生观支配就业观　　　　　　B. 人生观决定就业观
   C. 就业观支配人生观　　　　　　D. 就业观决定于人生观
2. 要想成就一番大的事业，就要做到"永远争做第一"，这启示我们要树立（　　）
   A. 创业意识　　　　　　　　　　B. 竞争意识
   C. 学习意识　　　　　　　　　　D. 法律意识
3. 下列选项中，能够保障劳动者权利的是（　　）
   A. 就业协议书　　　　　　　　　B. 就业意向书

C. 口头承诺   D. 劳动合同书

4. 人常说：阳光总在风雨后，乌云散了有晴空。这句话对于正在经受就业挫折的中职学生的启示是（   ）

A. 要有自信心   B. 要有自尊心

C. 要有创业精神   D. 要有学习精神

三、问答题

1. 我们应该树立怎样的科学就业观？

2. 在"医学生"向"职业人"转变的过程中，应该注重哪些心态的调整？

四、结合个人的实际情况设计一份求职应聘自荐书

五、由"医学生"向"职业人"转换自我任务表

班级：_____   姓名：_____

转换要点	自我评价内容	自我评价情况	转变的方向
1. 责任意识	在班级里我承担的任务是什么？		
	在学校我承担的任务是什么？		
2. 团队意识	我参加过班上的哪些集体活动？		
	我与班级同学相处是否融洽？		
3. 专业能力	我对医药行业了解程度如何？		
	我已掌握哪些专业基本功？		
4. 品德表现	我是否严格遵守校纪校规？		
	我获得多少荣誉证书？		

第六章　医学生就业过程中的法律意识

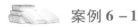 学习目标

①了解就业协议书的内容、作用和订立原则。

②理解签订就业协议书的注意事项，增强就业过程中的法律意识。

③明确医学生就业的基本权利和义务。

④了解就业过程中权益保护的途径，树立维权观念。

第一节　医学生就业协议的签订

案例 6 – 1

小宋通过招聘会进入一家医院，当小宋提出要与医院签订就业协议书时，医院表示不与小宋签订任何书面协议，甚至不签订劳动合同。小宋觉得医院给出的薪水不错，就同意了医院的做法。

点评： 就业协议书是转递毕业生人事关系的依据，如果不签订该协议，毕业生的人事档案、户籍等人事关系就无法转入工作单位及所在城市，而这些关系的办理涉及毕业生切身利益，如办理社会保险、购买经济适用房、评审职称等。因此，单位不与毕业生签订就业协议书，对毕业生的工作、生活、职业发展是不利的。毕业生应主动要求单位解决这些问题，并可通过当地的人才交流中心协助办理人事档案、户口等关系的接收。

一、就业协议的内容

就业协议是《毕业生就业协议书》的简称，它是毕业生和医疗单位在正式确立劳动人事关系前，经双向选择，在规定期限内确立就业关系、明确双方权利和义务而达成的书面协议，是医疗单位确认毕业生相关信息真实可靠以及接收毕业生的重要凭据，也是学校进行毕业生就业管理、编制就业方案以及毕业生办理就业落户手续等有关事项的重要依据。就业协议在毕业生到单位报到、单位正式接收后自行终止。就业协议一般由

国家教育部或各省、市、自治区就业主管部门统一制表。

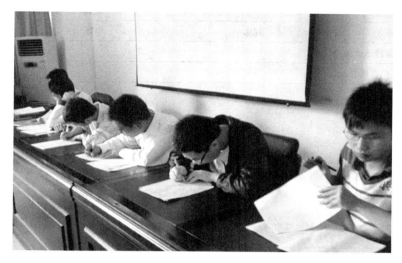

签订就业协议

（一）就业协议的主要内容

1. 学校毕业生基本情况　包括姓名、性别、身份证号、专业、学制、毕业时间、学历、联系方式等。

2. 用人单位基本情况　包括单位名称、组织机构代码、单位性质、联系人及联系方式、档案接收地等。

3. 学校毕业生和用人单位约定的有关内容　包括工作地点及工作岗位，户口迁入地，违约责任，协议自动失效条款，协议终止条款，双方约定的其他事宜。

4. 学校毕业生、用人单位和学校意见　毕业生如实介绍自身情况，并表示愿意到用人单位就业，用人单位表示愿意接收毕业生，学校同意推荐毕业生并列入就业计划进行派遣。

（二）就业协议书样表

普通中等专业学校毕业生就业协议书

	姓名		性别		出生年月		民族	
	毕业学校				专业		学历	
毕业生情况	培养方式				政治面貌		健康状况	
	入学前所在户籍地							
	毕业生意见： 签名：　　　　　　　　　　　　年　月　日							

续表

用人单位情况	单位全称				隶属	
	联系人		邮编		电话	
	档案转寄详细地址					
	户口所在地					
	用人单位意见： 签章：　　　　　　年　月　日					
用人单位上级主管部门意见	 签章：　　　　　　年　月　日					
学校意见	学校地址			邮编		电话
	学校意见： 签章：　　　　　　年　月　日					
省、地（市）毕业生就业主管部门意见	 签章：　　　　　　年　月　日					

知识链接

就业协议与劳动合同的区别

1. 适用的法律、法规不同。劳动合同适用《劳动法》《劳动合同法》及人力资源部门颁布的有关劳动人事方面的规章。就业协议适用《合同法》和教育部普通大中专毕业生就业有关的政策。

2. 适用主体不同。劳动合同是劳动者与用人单位之间确立劳动关系的协议，经双方签字盖章，合同即生效。就业协议目前除毕业生与用人单位双方签字、盖章外，还有学校参与。在有些特殊的地区，或在有些特殊的情况下，人力资源和社会保障部门也会要求参与。

3. 内容不同。劳动合同的内容比较详细，主要规定着劳资双方在劳动时间、岗位、报酬、劳动保护等方面的权利和义务，是劳动者保护自己合法权益的依据。就业协议的条款比较简单，包括毕业生如实介绍自身情况并表示愿意到用人单位就业，用人单位表示愿意接收毕业生，学校同意推荐毕业生并列入就业计划进行派遣。如果毕业生与用人单位在工资待遇、住房等方面有事先约定，可在就业协议的约定条款中注明，日后订立劳动合同时对此内容应予以认可。

4. 适用的人员不同。劳动合同可以适用于所有的企业和其他非国有单位的各类人员，就业协议只适用于大中专毕业生。

5. 签订时间不同。一般来说，就业协议签订在前，劳动合同订立在后。就业协议是毕业生在找工作过程中落实用人单位后签订的，它的有效期限应该是从协议签订之日起至毕业生去单位报到为止。劳动合同是毕业生到用人单位报到后订立的。

■ 课堂互动

王琳实习时看中一家医院，经过面试顺利与医院签了就业协议，等毕业后就直接进了这家医院，但并没有签订劳动合同。经过几个月的等待，王琳问医院什么时候签劳动合同，医院说要试用半年，半年结束后医院又说不用签合同，协议书等同于合同。

讨论：请分析医院做得对吗？王琳该怎么办？

二、签订就业协议书的作用和原则

就业协议作为医疗单位、毕业生之间的一份意向性协议，不仅能为毕业生解决工作问题，保障毕业生在寻找工作阶段的权利与义务，同时也保障了医疗单位能够从不同学校找到合适、优秀的毕业生。

（一）签订就业协议书的作用与好处

对毕业生来说，签订就业协议是确保毕业生切身利益的重要保障。

1. 踏上工作岗位的第一步　签订"毕业生就业协议书"是毕业生毕业工作中的一项重要程序，也是毕业生落实单位后须履行的义务。依据就业协议书开具统一的"毕业生就业报到证"，到工作单位和有关部门办理户口、人事档案和各种福利金等手续。

2. 档案记录人生的历程　我国已加入WTO，正在促进人事制度改革发展，且人力资源管理趋于正规化。个人档案对个人职业发展极为重要。企事业单位在招聘人员时，会关注应聘者的人事档案。若毕业生在毕业走向社会之时落实了就业单位并签订协议，则档案内开始记录着你的工作历程，否则档案里没有工作后的任何记录。

3. 切实保障双方劳资关系　签订协议书是保护毕业生在单位工作切身利益的有力

保障。

4. 身份的标志　在规定期限内签订协议书，学校将根据协议书编制就业计划并上报省教育厅，办理毕业生就业报到证，从而具备了正规毕业生的标志，与成人教育、非正规统招毕业生等相区别。

5. 工龄计算优势　签约后你的档案里面就有工龄的记录，工龄是你以后评职称的基础。不签约的同学没有工龄记录，在评职称的时候会有问题。现在企事业单位工龄统计是从 7 月 1 日开始计算的，所以 7 月 5 日前落实单位并签订协议书将具有工龄优势，且会对以后职称评审的工作年限、档案工资计算及职业发展产生重要影响。

6. 只有签订了就业协议书才能办理"人事代理"手续　若你没有办理人事代理手续，你的档案就没有有关人事部门管理，时间一长你的档案被派回生源地，就成了"垃圾档案"。在你需要档案时，如继续深造，报考公务员，或去一家需要人事档案的单位工作时，却发现找不到档案了。

7. 户口的挂靠落实　在规定期限内落实单位并签订协议的，户口可以直接挂靠落实单位所在地。例如：县里想到市里，期限以外属于改派，会有限制。

8. 用人单位的需求及偏见　用人单位一般在本年度底制订下一年度发展规划，并根据实际情况确定招聘人才计划，且招聘高峰期集中在 3～5 月份。若毕业生错过了高峰期找工作的机会，用人单位则会对你产生偏见，认为你的职业能力和工作能力差，不值得用。

9. 尽早与医疗单位确定劳动关系　拥有这一岗位，避免到 9 月份再找工作，与下届毕业生竞争岗位。

很多同学只看重眼前的利益，认为找个工作就可以了，有工资发就可以了，没有想过以后的问题。希望同学们把眼光放得远一点，切实维护自己的利益。

（二）签订就业协议书遵循的原则

在签订就业协议时，医疗单位和毕业生双方必须遵循以下基本准则。

1. 主体合法原则　签订就业协议的当事人必具备合法的主体资格。对毕业生而言，就是必须要取得毕业资格，如果学生在派遣时未取得毕业资格，用人单位可以不予接收而无需承担法律责任。对医疗单位而言，医疗单位必须具有从事各项经营或管理活动的能力，医疗单位应有录用毕业生计划和录用自主权，否则毕业生可解除协议而无需承担违约责任。

2. 平等协商原则　双方在签订就业协议时的法律地位是平等的，一方不得将自己的意志强加给另一方。学校不得采用行政手段要求毕业生到指定单位就业（不包括有特殊情况的毕业生），医疗单位亦不应在签订就业协议时要求毕业生交纳过高数额的风险金、保证金。双方当事人的权利义务应是一致的。除协议书规定内容外，双方如有其他约定事项可在协议书"备注"内容中加以补充确定。

知识链接

就业协议的解除

　　就业协议的解除分为单方解除和三方解除。单方解除，包括单方擅自解除和单方依法或依协议解除。单方擅自解除协议，属违约行为，解约方应对另二方承担违约责任。单方依法或依协议解除，是指一方解除就业协议有法律上或协议上的依据，如学生未取得毕业资格，用人单位有权单方解除就业协议；毕业生被用人单位录用之后，就业协议解除；或依协议规定毕业生未通过用人单位所在地组织的公务员考试，用人单位有权解除协议。此类单方解除，解除方无需对另二方承担法律责任。三方解除是指毕业生、用人单位、学校三方经协商一致，解除原订立的协议，使协议不发生法律效力。此类解除因是三方当事人真实意思表示一致的体现，三方均不承担法律责任。三方解除应在就业计划上报主管部门之前进行，如就业派遣计划下达后三方解除，还须经主管部门批准办理调整改派。

　　3. 合同自由原则　合同自由原则也称为双向选择原则。即当事人依法享有自由决定是否订立就业协议，以及与谁订立就业协议。

　　4. 诚实信用原则　这主要是指当事人各方面都要客观、如实地介绍情况，不得用欺诈、隐瞒、作假等手段骗取他方，同时必须守信践约，认真履行协议规定的义务。

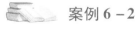　案例 6 - 2

　　毕业生在正式工作之前，都会与用人单位签订就业协议，作为派遣的依据之一。卫校毕业生琳琳，参加学校组织的双选会期间看中某家医院，经过考核，医院也满意琳琳，随即双方签订就业协议书，当地人事部门盖章后，将协议书寄到学校，学校就业办盖章同意。后来琳琳又参加另外一家医院的面试，该医院表示同意接收。她向学校就业办索要就业协议，就业办的老师解释，因她已和某医院签协议，如要再和另外的医院签协议，则应先承担违约责任。琳琳表示很不理解。

　　点评：就业协议是毕业生与医疗单位确立劳动关系，明确双方在毕业生就业工作中权利和义务的协议。教育部颁布的《大中专学校毕业生就业工作暂行规定》要求："经供需见面和双向选择后，毕业生、用人单位和大中专学校应当签订毕业生就业协议书，作为指定就业计划和派遣的依据。"协议书一旦签订，就必须遵守，一旦有违约现象，必须承担应负的责任。但协议带有双方协商的成分，一旦有一方违约，后果比违反合同要轻一些。

三、签订就业协议书的注意事项

签订就业协议书是毕业生求职择业过程中必不可少的一个环节。毕业生与医疗单位签订就业协议书，就在双方之间确立了一种意向，即毕业生愿意在毕业后到该单位工作，而单位也愿意在该学生毕业后接受其作为单位的员工。就业协议书是毕业生报到前表明毕业生和单位双方之间存在就业和录用意向的凭证。协议一旦签订，基本上就意味着你的第一份工作确定了，因此，要特别注意签约的有关事项。毕业生和用人单位签订劳动合同之前，双方会签订一份就业协议书。学校使用的就业协议书是由省教育主管部门统一制订的，由学校、毕业生、单位三方共同签署后生效。它具有一定的广泛性和权威性，是学校制订就业方案、单位申请用人指标的主要依据，对签约三方都有约束力。应该注意的是，协议虽然不是劳动合同，但也是一份法律文件，所以在签订协议之前也要三思而后行。以下是签订就业协议书的注意事项：

1. 签协议前，毕业生一定要全方位地了解医疗单位的相关情况。对于医学生而言，需要了解医院的发展趋势、医院招聘的岗位性质、医院的员工培养制度、待遇状况、福利项目等系列内容。不但要掌握资料，更要实地考察，通过考察重点了解医院的人事状况，了解医院是否具有应届毕业生的接收权。

2. 毕业生在签约时要按照正常程序进行。毕业生与用人单位达成就业意向后，先由毕业生、所在系在协议书上签署意见后交用人单位，由用人单位签署意见后再交给学校，学校签字盖章后纳入就业计划，协议书生效。有的毕业生为省事，要求学校先签署意见（盖章），但这样做使学院无法起到监督、公正的作用，不便于维护毕业生的合法权益，最可能受害的将是毕业生本人。

3. 签署协议书时，一定要认真、如实地填写协议书内容。如果准备参加对口升学等考试，应事先向用人单位说明，并在协议书中注明。以往有毕业生向用人单位隐瞒这些情况，而后遭到违约处理。

4. 毕业生在签约时也要考虑对自身权益的保护。协议具有双向约定的作用，如果有双方需要相互承诺的部分，一定要在协议书或补充协议上加以说明。就业协议中可以规定违约金的数额，根据现行劳动法规的规定，其上限是 12 个月的工资总和。

5. 毕业生在签约时一定要注意条款的合理性。我国劳动法明确规定，用人单位不得以任何理由向毕业生收取报名费、培训费、押金、保证金等，并以此作为是否录用的决定条件。

6. 毕业生、用人单位双方都不得单方面拖延签约周期。毕业生遇到问题而犹豫不决时，最好能够及时咨询学校毕业生就业指导中心的老师，征求相关的意见和指导。

7. 签订就业协议书后，一定要签署劳动合同。正式的劳动合同可能是学生毕业前签订、毕业后生效的，也可能是毕业后签订、立即生效的。一般就业协议书也会在劳动合同生效时终止其效力。医学生只有在就业协议终止时尽早与医疗机构等用人单位签订劳动合同，才能更好地保护自身权益。

知识链接

无效协议的概念

无效协议是指欠缺就业协议的有效要件或违反就业协议订立的原则从而不发生法律效力的协议。无效协议自订立之日起无效，其产生的法律责任应由责任方承担。

①违反公平竞争、公平录用原则签订的就业协议无效。如有的就业协议对毕业生显失公平，存在性别歧视等问题。

②采取欺骗等违法手段签订的就业协议无效。如用人单位未如实介绍本单位情况，根本无录用计划而与毕业生签订就业协议。

第二节　医学毕业生就业权益及保护

课堂互动

情景剧：小燕的苦恼

小燕——女，护校中专毕业，准备找工作。

小王——男，小燕的同班同学。

李院长——男，某医院院长。

张科长——女，某医院人事科科长。

小王：小燕，我昨天在网上看到一条招聘广告，某医院扩大病区，准备找10名护士，这家医院位置好，看病的人很多，在当地口碑很好。

小燕：这家医院有哪些招聘条件呀？

小王：男女不限，中专以上文凭，取得护士资格证书，身体健康，年龄在25周岁以下。

小燕：这些条件我都符合呀，我也去报名应聘。

（小燕、小王一起参加医院组织的考试。）

（医院公布考试成绩：小燕位列第3名，小王位列16名。）

（小燕很高兴，在家等医院的录用通知。）

李院长：（指示医院人事科张科长）女护士将来事太多，不如用男护士利索。招聘女护士要提高门槛，男护士中专就可以了，但女护士需大专以上才可以录用。

（张科长点头领会了李院长的意思。）

小王：（打电话告诉小燕）我已经收到医院的录用通知了，你收到了没有？

小燕：（急了）没有收到啊！

（小燕到医院找人事科了解情况。）

张科长：（告诉小燕）根据院长的要求，男护士中专学历就可以了，但女护士需大专以上学历才可以录用。你的学历太低，不适合医院的工作，所以没有录用。

（小燕非常气愤，决定向劳动争议仲裁委员会申请仲裁。）

思考：①医院在哪些方面有过错？你能找到相关的法律依据吗？②劳动争议仲裁委员会将作出怎样的判决？

一、医学生就业的基本权利与义务

（一）基本权利

毕业生作为就业过程中的一个重要主体，享有多方面的权利。根据目前就业工作的有关规定，毕业生权利主要表现在整个毕业择业过程中的权利。

1. 获取信息权 就业信息是毕业生择业成功的前提和关键，只有在充分占有信息的基础上，才能结合自身情况选择适合自身发展的用人单位。毕业生获取信息权，应包括三方面含义：①信息公开，即所有用人信息向全体毕业生公开。凡需录用医学毕业生的用人单位可以到毕业生就业指导中心、人才交流中心和有关学校办理信息登记，毕业生就业指导中心、人才交流中心通过学校向毕业生发布用人需求信息。任何单位和个人不得隐瞒、截留需求信息。②信息及时，也就是毕业生获取的信息必须是及时、有效的，不能将过时而无利用价值的信息传递给毕业生。③信息全面。毕业生有权获得准确、全面的就业信息，以便对用人单位有全面的了解，从而作出符合自身要求的选择。

2. 接受就业指导权 学生有权从学校接受就业指导。学校应成立专门机构，安排专门人员对毕业生进行就业指导，包括向毕业生宣传国家关于毕业生就业的有关方针、政策，对毕业生进行择业技巧的指导，引导毕业生根据国家、社会需要并结合个人实际情况进行择业，使毕业生通过接受就业指导准确定位，合理择业。当然，随着毕业生就业完全市场化，毕业生也将由从学校接受就业指导转为主动到市场寻求和接受一些有益的社会上合法机构的就业指导。

3. 被推荐权 学校在就业工作中的一个重要职责就是向用人单位推荐毕业生。历年工作经验证明，学校的推荐往往在很大程度上影响用人单位对毕业生的取舍。毕业生享有被推荐权包含这样几方面内容：①如实推荐。即学校在对毕业生进行推荐时，应实事求是，根据毕业生本人的实际情况向用人单位进行介绍、推荐，不能故意贬低或随意捧高对毕业生在校表现的评价。②公正推荐。学校对毕业生进行推荐应做到公平、公正，应给每一位毕业生以就业推荐的机会，不能厚此薄彼。公正推荐是学校的基本责任，也是毕业生享有的最基本的权益。③择优推荐。学校根据毕业生的在校表现，在公

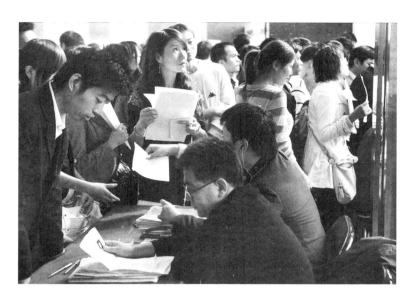

在人才交流中心获取信息

正、公开的基础上，还应择优推荐，用人单位录用毕业生也应坚持择优标准，真正体现优生优用、人尽其才，这样才能调动广大毕业生和在校生学习的积极性。毕业生在就业过程中只能凭自身综合素质的提高来取胜。

4. 选择权　根据国家有关规定，实行招生并轨改革学校的毕业生在国家就业方针、政策指导下自主择业。毕业生只要符合国家的就业方针和政策，可以自主地选择用人单位，学校、其他单位和个人均不得将个人意志强加给毕业生，强令毕业生到某单位的行为是侵犯毕业生选择权的行为。毕业生可结合自身情况自主与用人单位协商，要求学校予以推荐，直至签订就业协议。

5. 公平待遇权　用人单位在录用毕业生的过程中，也应公正、公平，一视同仁。但在当前，毕业生的公平待遇权受到很大的冲击，也最为毕业生所担忧。由于各项配套措施滞后，完全开放公平的就业市场尚未真正形成，用人单位录用毕业生还不同程度存在不公平、不公正的现象，如女生就业难仍然是困扰女毕业生就业的一大问题。公平受录用权是毕业生最为迫切需要得到维护的权益。

6. 违约及求偿权　毕业生、用人单位签订协议后，任何一方不得擅自毁约。如用人单位无故要求解约，毕业生有权要求对方严格履行就业协议，否则用人单位应对毕业生承担违约责任，支付违约金，毕业生有权要求用人单位进行补偿。

7. 毕业生有在择业期（两年）内将其档案、户口在校保留两年的权利　毕业生如在毕业当年未能找到工作，或只是找到非正规就业单位，其有权在毕业后两年内将档案、户口在校保留。期满后学校无义务为其保存。

8. 其他权利　毕业生还有国家和省市规定的与就业有关的其他权利。

知识链接

《中华人民共和国就业促进法》第三十五条规定：县级以上人民政府建立健全公共就业服务体系，设立公共就业服务机构，为劳动者免费提供下列服务：

①就业政策法规咨询。

②职业供求信息、市场工资指导价位信息和职业培训信息发布。

③职业指导和职业介绍。

④对就业困难人员实施就业援助。

⑤办理就业登记、失业登记等事务。

⑥其他公共就业服务。

公共就业服务机构应当不断提高服务的质量和效率，不得从事经营性活动。公共就业服务经费纳入同级财政预算。

（二）毕业生就业的义务

1. 服从国家需要的义务。
2. 如实向用人单位介绍自己情况的义务。
3. 接受用人单位组织的测试或考核的义务。
4. 遵守并履行就业协议或劳动合同的义务。
5. 依照职责完成工作的义务。
6. 不断提高职业技能的义务。

二、医学生就业过程中权益保护的途径

（一）毕业生就业主管部门的保护

毕业生就业主管部门可通过制订相应的规范来确定毕业生的权益，并对侵犯毕业生权益的行为进行补偿。

（二）学校的保护

学校对学生权益的保护最为直接。学校可通过制订各项措施来规范毕业生就业指导和就业推荐，对于用人单位在录用毕业生过程中的不公平、不公正行为，学校有权予以抵制以维护毕业生公平接受录用权。对于用人单位与毕业生签订不符合有关规定的就业协议，学校有权不予同意，未经学校同意的就业协议不会发生法律效力，不能作为编制就业计划的依据。

案例 6-3

有一位同学接到一家单位的签约通知，要求他在签约时交 800 元培训费。该同学心生怀疑，向学校就业部门反映了这件事。学校就业部门通过调查询问，得知此公司根本没有发过签约通知。后经查实，原来该同学交给此公司的简历由于疏忽丢失，落到了某中介机构手里，结果被该中介公司冒名招聘。

点评： 在应聘时遭到索要费用的情况一般有两种可能，一是所应聘公司的招聘行为本身就是不合法的，二是某些中介机构以从求职者身上营利为目的。因此，求职同学一定要提高警惕，不要轻易"掏腰包"，搞不清楚可以寻求学校就业部门帮助。

（三）毕业生自我保护

毕业生应深入了解目前国内关于毕业生就业的有关方针、政策和规范，以及它们之间的关系，熟悉毕业生在就业过程中的权利和义务，这是毕业生权益自我保护的前提。如果在就业过程中因为所谓的医院规定或部门规定与国家政策法规有抵触，侵犯了自己的权益，则可以依据法规办事，维护自己的合法权益。毕业生应自觉遵循有关就业规范，接受其制约，保证自己的就业行为不违反就业规范。在与用人单位签约及其接收毕业生后，毕业生也应对自身权益进行自我保护。例如，用人单位对某些工作岗位有特殊体质要求，应在与毕业生双向选择时明确，否则不得以单位体检不合格为由与学生解约；根据国家和当地有关人才流动规定的正常人才流动，不应受到限制；报到后毕业生发生疾病不能坚持正常工作的，应按单位在职人员有关规定处理等。

案例 6-4

小潘在一次现场招聘会上看到一家单位非常适合自己，对招聘广告上"单位每月提供住房补贴 500 元"感到很满意。但后来，小潘发现她的工资单里并没有 500 元住房补贴。她马上向办公室反映，办公室工作人员说该补贴单位已取消了，并拿出了双方签订的劳动合同给小潘看，合同上确实没有约定单位要支付她该补贴。小潘哑口无言。

点评： 一般来说，招聘广告中的承诺，在法律上并非是必须，而是可能。用人单位对招聘广告中的内容并非必须承担履行义务。作为毕业生，如想要招聘单位兑现招聘广告中的承诺，最好将这些承诺写入双方的劳动合同条款中，由《劳动法》的约束力来督促用人单位向毕业生履行承诺。如小潘，当初在与单位签订劳动合同时，就应该仔细查看合同内容中是否有关于住房补贴的条款。

总之，权利和利益处于深刻的统一之中，权利是利益的有效调整机制，是权益的法律表现形式，利益是隐藏在权利背后的根本物质内容。中职医学生是一个特殊的社会群体，由于受我国教育体制和传统观念的影响，社会对中职医学生的权益很少关注，教育他们学会用法律武器保护自己至关重要。

同步训练

一、单项选择题

1. 以下哪种职业选择是正确的（　　　）
   A. 知名企业　　　　　　　　　B. 高收入职业
   C. 本地企业　　　　　　　　　D. 岗位适合自己的职业
2. 毕业生获取信息权，不包括（　　　）
   A. 信息公开　　　　　　　　　B. 信息及时
   C. 信息全面　　　　　　　　　D. 信息反馈
3. 毕业生权益保护途径不包括（　　　）
   A. 主管部门保护　　　　　　　B. 学校保护
   C. 家长保护　　　　　　　　　D. 自我保护
4. 签订就业协议的程序有几条（　　　）
   A. 1 条　　　　　　　　　　　B. 2 条
   C. 3 条　　　　　　　　　　　D. 4 条

二、判断题

1. 如果用人单位一方不能按照协议的内容履行，或者打折扣，毕业生无追究用人单位违约责任的权利。（　　　）
2. 未经学校同意的就业协议不会发生法律效力。（　　　）
3. 双方中有一方要变动协议，须提前三个月征得对方的同意，否则按违约处理。（　　　）
4. 如果学生在派遣时未取得毕业资格，用人单位可以不予接收而无需承担法律责任。（　　　）
5. 在招聘市场上，没有虚假信息。（　　　）

三、问答题

1. 毕业生在整个毕业择业过程中的权利有哪些？
2. 毕业生就业的义务有哪些？

四、案例分析题

本酒店因业务发展需要诚聘男女公关，情感陪护。要求年龄 20～35 岁，体健貌端，思想开放。面试合格即可上岗，月薪 1 万元，可兼职。联系电话：139152＊＊＊＊＊。

请问：这则招聘广告值得怀疑吗？把你怀疑的地方写下来。

主要参考书目

1. 蒋乃平．职业生涯规划．北京：高等教育出版社，2009

2. 焦洪昌，扈文华．职业道德与法律．北京：人民教育出版社，2009

3. 詹万生．职业道德与职业生涯指导．北京：教育科学出版社，2001

4. 柳君芳，姚裕群．职业生涯规划．北京：中国人民大学出版社，2009